Manual
Physiotherapie
in der Intensivmedizin

Basiswissen für Physiotherapeuten und Physiotherapeutinnen
für ein sicheres und effektives Arbeiten
am Intensivpatienten im interprofessionellen Team

erstellt von der
Sektion Physiotherapie in der DIVI

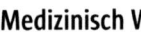 Medizinisch Wissenschaftliche Verlagsgesellschaft

Manual
Physiotherapie
in der Intensivmedizin

Basiswissen für Physiotherapeuten und Physiotherapeutinnen
für ein sicheres und effektives Arbeiten
am Intensivpatienten im interprofessionellen Team

von Michaela Braxenthaler | Bernd Ellner | Maria-Theresia Geier | Kathy Gottkowski | Stefanie Häuser
Cornelia Lühring | Daniel Marienfeld | Gisela Pöllmann | Marie-Isabel v. Schweinitz | Kathrin Stöver | Martina Süssenguth

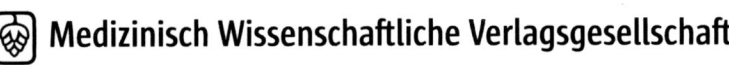 Medizinisch Wissenschaftliche Verlagsgesellschaft

Impressum

MWV Medizinisch Wissenschaftliche Verlagsgesellschaft mbH & Co. KG
Unterbaumstr. 4
10117 Berlin
www.mwv-berlin.de

ISBN 978-3-95466-294-4

Bibliografische Information der Deutschen Nationalbibliothek

Die Deutsche Nationalbibliothek verzeichnet diese Publikation in der Deutschen Nationalbibliografie; detaillierte bibliografische Informationen sind im Internet über http://dnb.d-nb.de abrufbar.

MWV Medizinisch Wissenschaftliche Verlagsgesellschaft Berlin, 2017

Printed in Germany

Zuschriften und Kritik an:
MWV Medizinisch Wissenschaftliche Verlagsgesellschaft mbH & Co. KG, Unterbaumstr. 4, 10117 Berlin, lektorat@mwv-berlin.de

Die Autorinnen und Autoren

Michaela Braxenthaler
Klinikum der Ludwig-Maximilians-Universität
München
Marchionistr. 15
81377 München

Bernd Ellner
Klinikum rechts der Isar der Technischen Universität
München
Ismaningerstr. 22
81761 München

Maria-Theresia Geier
Klinikum der Ludwig-Maximilians-Universität
München
Marchionistr. 15
81377 München

Kathy Gottkowski
Klinikum rechts der Isar der Technischen Universität
München
Ismaningerstr. 22
81761 München

Stefanie Häuser
Klinikum rechts der Isar der Technischen Universität
München
Ismaningerstr. 22
81761 München

Cornelia Lühring
Klinikum der Georg-August-Universität Göttingen
Robert-Koch-Str. 7
37075 Göttingen

Daniel Marienfeld
Sana Klinikum Borna
Rudolf-Virchow-Str. 2
04552 Borna

Gisela Pöllmann
Universitätsklinikum Tübingen
Klinikum am Schnarrenberg
Hoppe-Seyler-Str. 3
72076 Tübingen

Marie-Isabel v. Schweinitz
Klinikum rechts der Isar der Technischen Universität
München
Ismaningerstr. 22
81761 München

Kathrin Stöver
Universitätsklinikum AöR Leipzig
Liebigstr. 20
04103 Leipzig

Martina Süssenguth
Universitätsklinikum Tübingen
Klinikum am Schnarrenberg
Hoppe-Seyler-Str. 3
72076 Tübingen

Inhalt

Vorwort

Das vorliegende Manual richtet sich an Physiotherapeuten*, die auf Intensivstationen arbeiten, und soll ihnen notwendiges Basiswissen vermitteln.

Grundsätzliches Anliegen dabei ist es, die Qualität der Physiotherapie in der Intensivmedizin zu verbessern. Beim „Einsteiger" sollen Vorbehalte genommen und Neugier geweckt werden, sich intensiv mit diesem Spannungsfeld zu befassen. Die Erfahrenen sind aufgefordert, in die Diskussion einzusteigen, damit dieses Manual immer wieder aktualisiert und vervollständigt wird.

Innerhalb der Krankenhausstrukturen gewinnt die intensivmedizinische Betreuung von Patienten aufgrund des demografischen Wandels und der sich exponenziell entwickelnden Therapiemöglichkeiten zunehmend an Bedeutung.

Ein multiprofessionelles Team ist gefragt, in dem die Physiotherapie eine wichtige Rolle spielt. Nach wie vor gilt allerdings die Arbeit auf der Intensivstation für Physiotherapeuten, insbesondere für Neueinsteiger, als große Herausforderung.

Der Schweregrad der Krankheitsbilder, das spezielle, hoch technisierte Equipment sowie die komplexen medizinischen Interventionen stellen für Physiotherapeuten häufig Grauzonen aufgrund unzureichender Aus- und Weiterbildung im Bereich Intensivmedizin dar. Zudem erweisen sich klassische Assessments der Physiotherapie in der Anwendung auf Intensivstationen als wenig aussagekräftig. Maßnahmen und Methoden müssen nicht selten eine Modifizierung erfahren.

Daraus leitet sich die Fragestellung ab, wie zunächst der Einstieg, aber auch generell das Arbeiten in diesem überaus spannenden Fachgebiet für Physiotherapeuten erleichtert werden kann. Welches intensivmedizinische Basiswissen wird benötigt, um den aktuellen „Ist-Zustand" eines Intensivpatienten zu erfassen, einen physiotherapeutischen Befund und adäquaten Therapieplan zu erstellen, um sicher und effektiv zu therapieren?

Innerhalb der Arbeitsgruppe der Sektion Physiotherapie in der DIVI, bestehend aus Physiotherapeuten, die bundesweit auf fachlich unterschiedlich ausgerichteten Intensivstationen arbeiten, wurden diese Fragen intensiv und kritisch diskutiert.

Das Ergebnis liegt in Form dieses Manuals vor. Es erhebt keinen Anspruch, Lehrbücher oder auch die tägliche Kommunikation im multiprofessionellen Team zu ersetzen. Auch der Anspruch auf Vollständigkeit kann nicht gewährleistet werden, da kaum ein Fachgebiet so im Fluss ist, wie das der Intensivmedizin.

Die Konzentration auf ausgewählte Schwerpunkte, das Augenmerk auf relevante Parameter und deren Bedeutung sollen helfen, dem Nutzer in Kürze die Informationen zu geben, die er in der täglichen (physiotherapeutischen) Arbeit mit intensivpflichtigen Patienten benötigt.

Die Arbeit an diesem Manual wurde kompetent von Professoren, Ärzten und Pflegekräften der verschiedenen Universitätsklinika unterstützt, die unermüdlich diskutierten, Entwürfe lasen, korrigierten und Höhen und Tiefen überwinden halfen. Ihnen gilt unser besonderer Dank!

Kommentare, auch Kritiken werden seitens der Autoren dankbar angenommen, um durch die Einarbeitung von Ergänzungen und Verbesserungsvorschlägen einer gewissen Vollständigkeit nahe zu kommen.

Die Autoren
Göttingen, München, Leipzig, Tübingen im Oktober 2016
* alle männlichen Berufsbezeichnungen implizieren selbstredend auch weibliche

Einleitung

Die Arbeit in der modernen Intensivmedizin erfordert von den dort arbeitenden Physiotherapeuten ein spezifisches Fachwissen, das in der Grundausbildung in der Regel nur begrenzt vermittelt wird.

Um diese Lücke zu schließen, wurde das Manual erstellt, welches einerseits den Einstieg und andererseits die (physiotherapeutische) Arbeit mit schwerstkranken Patienten erleichtern soll.

Teil I und Hauptanliegen dieses Manuals ist die Zusammenfassung des Basiswissens, das für die Befunderhebung, Therapieplanung und Therapiedurchführung notwendig ist.

Teil II beinhaltet die Befunderhebung und darauf aufbauend befasst sich

Teil III mit möglichen physiotherapeutischen Interventionen und deren Prinzipien.

In der Erarbeitung konzentrierten sich die Überlegungen auf ausgewählte Schwerpunkte.

Um möglichst viele Informationen übersichtlich zu präsentieren und um die Nutzung als Nachschlagwerk zu gewährleisten, wurde die Tabellenform gewählt.

Der Fokus richtete sich inhaltlich auf:

- Beatmungsformen
- Monitoring
- Laborwerte
- Medikamente
- Geräte zur Unterstützung der Organfunktionen
- Zugänge und ableitende Systeme
- Hilfsmittel

Die Tabellen mit den Schwerpunkten „Labor" und „Medikamente" erscheinen sehr detailliert und umfangreich. Doch beinhalten sie die Parameter und Informationen, mit denen Physiotherapeuten tagtäglich konfrontiert werden, bei denen der Kenntnisstand sicherlich am geringsten ist und die doch gegebenenfalls eine Relevanz für die Wahl physiotherapeutischer Interventionen besitzen.

Die Tabellen sind wie folgt strukturiert:

Innerhalb der Spalten werden einzelne Aspekte beleuchtet, wie

- Methode/ Parameter
- Normwerte/ Grenzwerte
- Mögliche Fehlerquellen/ was ist zu beachten
- Ursachen für Abweichungen
- Auswirkung auf einzelne (Organ)Systeme
- Relevanz für die Physiotherapie

Die Tabellenzeilen als Horizontale enthalten inhaltlich zusammenhängende Kernaussagen.

Zur besseren und schnelleren Orientierung wurde in der Spalte „Auswirkungen..." den jeweiligen (Organ) Systemen eine Farbe zugeordnet.

Daraus ergab sich eine farbliche Kennzeichnung mit:

- **Rot** für Herz-/ Kreislaufsystem (HK)
- **Blau** für Atmung (A)
- **Grün** für muskuloskelettales System (BA)
- **Pink** für Bewusstsein und Wahrnehmung (WB)

Die Beschränkung auf oben genannte (Organ)Systeme resultiert aus der Auffassung, dass diese wesentliche Ansatzpunkte, d.h. die Effektoren, für physiotherapeutische Interventionen darstellen.

Der eine oder andere Leser wird möglicherweise ein „Kochrezept" vermissen. Aber mit der bewussten Entscheidung, in dem ersten Teil auf einen Maßnahmenkatalog zu verzichten, sollen die Therapeuten ermutigt werden, einen Behandlungsplan zu erstellen, der sich an den individuellen funktionellen und strukturellen Problemen des Patienten orientiert.

Im Manual sind nicht noch einmal explizit Selbstverständlichkeiten, wie das Einhalten von Hygiene- und Sicherheitsvorschriften, aufgeführt.

Auch die Kooperation und Koordination mit allen am Patienten arbeitenden Berufsgruppen ist als selbstverständlich zu betrachten.

Vor dem Beginn der Behandlung versteht es sich von selbst, dass Kontraindikationen und der aktuelle, sich unter Umständen täglich ändernde Zustand des Patienten ins Bewusstsein des Therapeuten rücken, dass mit dem Patienten kommuniziert wird, auch wenn er sediert ist, dass kinästhetische, ergonomische und spezifische Prinzipien, wie die Oberkörperhochlagerung von mindestens 30° zur Anwendung kommen.

Für weiterführendes Spezialwissen ist entsprechende Fachliteratur hinzu zu ziehen.

I. Grundlagen für den physiotherapeutischen Befund und die Therapieplanung

Allgemeines zu den nachstehenden Tabellen

Wie bereits in Einleitung und Vorwort erwähnt, haben die Autoren versucht, die wichtigsten Informationen zusammenzutragen, mit dem Ziel, eine, für den intensivpflichtigen Patienten effektive Physio-Therapie zu erleichtern bzw. zu gewährleisten.

Es ist ein erster Versuch, für Physiotherapeuten in dieser Form eine Übersicht über den Themenkomplex Intensivmedizin zu geben. Es wird nicht der Anspruch der Vollständigkeit erhoben aber Wissenslücken sollen geschlossen werden.

1. Monitoring

Im folgenden Tabellenteil zum „Monitoring" werden die, aus Sicht der Autoren, wichtigsten Verfahren und Parameter mit ihren Kernaussagen dargestellt.

Die physiologischen Normwerte und ihre Grenzbereiche werden aufgeführt, welche Ursachen eventuellen Abweichungen zu Grunde liegen und welche Auswirkungen diese auf die (Organ)Systeme

- Atmung,
- Herz/Kreislauf,
- Bewegungsapparat und
- Wahrnehmung/ Bewusstsein haben können.

Zudem wird auf mögliche Störungen, respektive Fehlerquellen in den Ableitungen hingewiesen, die ein Verfälschen der Aussagen bedingen können.

Die letzte Spalte zeigt den Bezug zur physiotherapeutischen Maßnahme und deren jeweilige Relevanz auf.

Methode/ Parameter	Normwerte/ Grenzwerte	Fehlerquellen	Mögl. Urs. für abw. Werte	Auswirk. auf A | HK | BA | WB	Relevanz für PT
EKG abgeleitet über Elektroden am Thorax mit Aussagen über:		▪ Elektrodenlage ▪ Diskonnektion ▪ schlechte Ableitbedingungen (Haut nass, ölig, schweißig, behaart) ▪ Irritationen (Bewegung/Zittern)	**generell:** ▪ Herzerkrankungen ▪ Störung der Reizbildung/ Reizleitung im Herz ▪ Störungen im Elektrolythaushalt (Kalium) ▪ Herzschrittmacher ▪ hormonelle Dysfunktion ▪ Medikamente	abhängig von der Art der Störung oder der kardialen Erkrankung	
▪ Herzrhythmus	Sinusrhythmus		▪ Erregungsbildungs- und Leitungsstörung	▪ Kreislaufinstabilität mögl.	Nicht jede Rhythmusstörung bedeutet eine Kontraindikation für PT. Information beim Arzt einholen, wie weit der Patient belastet werden darf.
▪ Herzfrequenz (kann ebf. über Pulsoxymeter gemessen werden)	50-90 bpm (Sinusrhythmus)		**a) Tachykardie** ▪ Herzrhythmusstörungen ▪ erhöhter oder gesenkter peripherer Widerstand ▪ Atemnot ▪ Stress, Angst, Schmerz ▪ Hypo-/ Hypervolämie ▪ Entzugssyndrome Katecholamine **b) Bradykardie** ▪ Herzrhythmusstörungen ▪ Medikament (β-Blocker, Glykoside) ▪ Vago-vasale Reaktion ▪ Hypoxie	**a) Tachykardie** ▪ AF ↑ ▪ Blutdruckveränderungen mgl. ▪ Symptome des kardiogenen Schocks ▪ motorische Unruhe ▪ Angst, Stress ▪ Fokussierung auf Herzschlag **b) Bradykardie** ▪ antriebsarm ▪ verlangsamt ▪ Bewusstseinsstörungen	**a) Tachykardie** ▪ Belastung ↓ ▪ körperliche Belastung nur unter Beachtung klinischer Zeichen ▪ Entspannungsmaßnahmen Belastung von Herzpatienten: ▪ **Kein** Anstieg > 20 bpm ▪ **Kein** Abfall > 10 bpm **b) Bradykardie** ▪ Herzfrequenz darf unter motorischer Belastung nicht weiter sinken ▪ Atemanregung
▪ Formveränderungen (QRS-Komplex; ST-Strecke)	QRS-Breite < 0,14s		▪ Myokardischämien/ Myokardinfarkt	▪ Kreislaufinstabilität mögl.	Belastung in Anhängigkeit der objektiven und subjektiven Parameter und Zeichen

Methode/ Parameter	Normwerte/ Grenzwerte	Fehlerquellen	Mögl. Urs. für abw. Werte	Auswirk. auf A | HK | BA | WB	Relevanz für PT
Blutdruck gemessen: ▪ **invasiv** (arterieller Zugang) ▪ **nicht invasiv** (Manschette / NBP) (gemessen wird der Blutfluss im Verhältnis zum peripheren Widerstand)	120/ 80mmHg MAP 65-100mmHg **a) Hypertonie** > 140mmHg systolisch > 90mmHg diastolisch **b) Hypotonie** < 100mmHg systolisch Werte können altersabhängig variieren.	▪ Kanülenlage ▪ Position der Druckauf- nehmer ▪ Druckaufnehmer nicht richtig geeicht ▪ Bewegung ▪ Abknicken ▪ Manschettengröße ▪ Manschettenlage	**a) Hypertonie** ▪ erhöhter peripherer Wider- stand ▪ Medikamente ▪ hormonelle Dysfunktion ▪ Stress, Angst ▪ Entzugssyndrome **b) Hypotonie** ▪ Herzinsuffizienz ▪ Volumenmangel ▪ Medikamente ▪ hormonelle Dysfunktion ▪ Schock ▪ vago-vasale Reaktion	**a) Hypertonie** ▪ Dyspnoe ▪ Lungenödem ▪ Herzinsuffizienz (akut u. chronisch) ▪ chronische Gefäß- schädigung ▪ erhöhte Herz-/Kreislauf- belastung ▪ Unruhe **b) Hypotonie** ▪ periphere Durchblutung ↓ ▪ orthostatische Dysregu- lation ▪ Bewegungsantrieb ↓ ▪ Vigilanz ↓ möglich	**a) Hypertonie** ▪ Kreislauf entlastende ASTEN ▪ Entspannung; Beruhigung ▪ motorische Belastung anpassen **b) Hypotonie** ▪ zentralisierende Lagerung ▪ Kreislaufanregung ▪ periphere Kompression ▪ schrittweise, vorsichtige Mobili- sation **a)+b)** Bei Dekompensation keine Behandlung
ZVD (zentralvenöser Druck) gemessen über Katheter in der V. cava vor dem rechten Vor- hof **Monitoring:** ▪ des intravasalen Volu- mens ▪ des Drucks im rechten Vorhof ▪ der rechtsventrikulären Leistungsfähigkeit	8-12mmHg (bei Spontanat- mung) kritisch > 18mmHg individuelle Einstellung der Grenzwerte abhängig vom Krankheitsbild	▪ Position des Druckauf- nehmers ▪ Druckaufnehmer nicht geeicht ▪ laufende hochmolare Infusionen	**a) ZVD zu hoch bei** ▪ Rechtsherzinsuffizienz ▪ globaler Herzinsuffizienz ▪ pulmonaler Hypertonie ▪ Hypervolämie ▪ Lungenembolie ▪ hohem PEEP ▪ intraabdominaler Druckerhö- hung **b) ZVD zu niedrig bei** ▪ Volumenmangel	**a) ZVD ↑** ▪ Ödeme ▪ Dyspnoe **b) ZVD ↓** ▪ intravasaler Volumen- mangel	**a) ZVD ↑** ▪ keine Rückfluss steigernden Maßnahmen ▪ keine Lymphdrainage ▪ Herzbettlagerung ▪ Antithrombosestrümpfe nur nach Rücksprache **b) ZVD ↓** ▪ reduzierte körperliche Belast- barkeit

Methode/ Parameter	Normwerte/ Grenzwerte	Fehlerquellen	Mögl. Urs. für abw. Werte	Auswirk. auf A	HK	BA	WB	Relevanz für PT
LAP (Linker Vorhofdruck oder pulmonalkapillärer Druck) ▪ gemessen über Katheter, der intraoperativ über den epigastrischen Winkel direkt in den linken Vorhof platziert wird. Liegt kurzzeitig nach Herz-OP's (AKE,MKE)	6-15mmHg kritisch > 20mmHg	▪ Position des Druckaufnehmers ▪ Druckaufnehmer nicht geeicht	**LAP erhöht bei** ▪ Linksherzinsuffizienz ▪ Klappeninsuffizienz ▪ Lungenödem ▪ hohem Beatmungsdruck	**LAP erhöht:** ▪ O₂-Mangel Gefahr des: ▪ Lungenödems ▪ Kreislaufversagens und Multiorganversagens	▪ Herzbett ▪ Herz/Kreislauf entlastende ASTEN
PAP (Pulmonalarterieller Druck) ▪ gemessen in Pulmonalarterie zur Beurteilung der Leistung des rechten Herzens	systolisch 15-28mmHg diastolisch 5-16mmHg Mitteldruck 10-22mmHg	▪ Position des Druckaufnehmers ▪ Druckaufnehmer nicht geeicht	**PAP erhöht bei** ▪ COPD ▪ Pulmonalem Hypertonus ▪ Atelektasen ▪ Lungenembolie ▪ ARDS ▪ hohem Beatmungsdruck ▪ hohem intraabdominellem Druck ▪ Schlafapnoesyndrom	**PAP erhöht:** ▪ Atemfrequenz ↑ ▪ O₂ Sättigung ↓ ▪ Herzfrequenz ↑ ▪ Zeichen der Rechtsherzinsuffizienz mgl. ▪ motorische Belastbarkeit ↓	**CAVE:** Bei Bewegung und Lagewechsel: Katheter ist nicht fixiert, dadurch Gefahr der Dislokation; Herzrhythmusstörungen und Tamponade des Herzens mgl. Abknicken vermeiden, da häufig Katecholamine über diesen Katheter appliziert werden. Oberkörper Hochlagerung!
PCWP (pulmonalkapillärer Verschlussdruck oder Wedgedruck)	5-16mmHg		**PCWP erhöht bei** ▪ Tachykardie ▪ Herzinsuffizienz ▪ Mitralstenose ▪ intraabdominaler Druckerhöhung ▪ hohem Beatmungsdruck	**PCWP erhöht:** ▪ Atemfrequenz ↑ ▪ Herzfrequenz ↓ ▪ Blutdruck ↓	

Methode/ Parameter	Normwerte/ Grenzwerte	Fehlerquellen	Mögl. Urs. für abw. Werte	Auswirk. auf A | HK | BA | WB	Relevanz für PT
Atemfrequenz gemessen werden die Atemzüge pro Minute - über das EKG (Respirationskurve) - über die CO_2-Meßküvette am Beatmungsschlauch	12-20 /min kritisch < 5 und >35 /min	- Artefakte durch Bewegung - Fehler bei der Ableitung - Elektrodenlage - schlechte Reizleitung, wenn Haut nass, ölig, schweißig, behaart - Sekret in der Küvette	**Atemfrequenz ↑ durch** - erhöhten O_2-Bedarf - Stress, Angst - Patient wehrt sich gegen den Respirator - metabolische Azidose - neurogene Funktionsstörung - restriktive und obstruktive Lungenfunktionsstörungen - Schock **Atemfrequenz ↓ durch** - neurogene Funktionsstörung - Medikamente, z. B. Sedierung = fehlender Atemantrieb - metabolische Alkalose	- vermehrte Atemarbeit - Hyperventilation → respiratorische Alkalose - Blutdruck ↑, HZV ↑ und O_2-Bedarf ↑ - Hyperventilationstetanie - Ermüdung der Atemmuskulatur - Fokussierung auf Atmung - Respiratorische Azidose - motorische Leistungsfähigkeit ↓ - pCO_2 ↑ → Vigilanzminderung bis Koma	- Beruhigung und Entspannung bei Erfordernisatmung - atemerleichternde ASTEN - Reduzierung der Atemarbeit - keine atemtherapeutische Totraumvergrößerung - bei fehlendem Atemantrieb Atemanregung
Peripher gemessene O_2-Sättigung - gemessen mit Pulsoxymeter, einer Infrarot-Lichtquelle an Finger, Ohr oder Stirn Grad der Sättigung des Hb mit O_2	95-100% zwischen 80-90% behandlungsbedürftig < 80% über längere Zeit Gefahr der hypoxischen Schädigung **CAVE:** veränderte Werte bei chronisch respiratorischen Erkrankungen	- Hypothermie - abhängig von Lage - verändert durch Bewegung, Farbstoffe (z. B. Nagellack) - Hämoglobinopathie - Durchblutung gestört bei Zentralisierung/ Schock - Kompression durch Sensor	- Hb ist nicht genügend mit O_2 aufgesättigt - Zentraler Veno-arterieller Shunt - Peripherer arterio-venöser Shunt - Atemantrieb vermindert - (obstruktive) Lungenerkrankungen - Ventilations- / Diffusionsstörung - Ventilations- / Perfusionsstörung	Bei persistierendem O_2-Mangel: - ↑ Atemfrequenz - Hypoxie - Herzfrequenz - HZV ↓ (↑), - Blutdruck ↓ - reduzierte motorische Belastbarkeit - Wahrnehmung und Bewusstsein vermindert	- atemerleichternde und kreislaufentlastende ASTEN - motorische Belastung anpassen

Methode/ Parameter	Normwerte/ Grenzwerte	Fehlerquellen	Mögl. Urs. für abw. Werte	Auswirk. auf A | HK | BA | WB	Relevanz für PT
CO_2-Wert (etCO_2) ▪ gemessen über CO_2-Küvette am Beatmungsschlauch **CAVE:** divergiert zum pCO_2 der BGA	36-44mmHg a) > 50 = **Hyperkapnie** b) < 30 = **Hypokapnie**	▪ Sekret in der Küvette ▪ Diskonnektion	**a) Hyperkapnie** ▪ Hypoventilation ▪ obstruktive Lungen-erkrankungen (permissive Hyperkapnie) ▪ verändertes I:E-Verhältnis ▪ metabolische Alkalose **b) Hypokapnie** ▪ Hyperventilation ▪ metabolische Azidose ▪ Kreislaufstillstand	**a) Hyperkapnie** ▪ Atemfrequenz ↓ ▪ respiratorische Azidose (pH < 7,35) ▪ Extrasystolen ▪ Muskelzuckungen ▪ Vigilanzminderung bis Koma **b) Hypokapnie** ▪ respiratorische Alkalose (pH > 7,45) ▪ körperliche Leistungs-fähigkeit eingeschränkt ▪ motorische Unruhe/ Muskel-krämpfe ▪ Vigilanzminderung ▪ Krampfanfälle	**a) Hyperkapnie (CO_2 ↑):** ▪ Atemminutenvolumen erhöhen (Atemvertiefung) ▪ Ventilations/ Perfusions-Verhältnis verbessern **CAVE:** Am Respirator ist zur CO_2-Elimination das I:E-Verhältnis verändert und die Atemfrequenz erhöht. ▪ Belastung anpassen **b) Hypokapnie (CO_2 ↓):** Bei Hinweis auf Stress oder Schmerz → ▪ Entspannen; Beruhigen ▪ Belastung anpassen
ICP (Intracranieller Druck) ▪ gemessen parenchymal (präzentral im frontalen Cortex) Möglichkeit der Liquordruckmessung (intraventrikulär im Seitenventrikel)	5-10mmHg kritisch > 25mmHg	▪ Höhe des Druckaufnehmers nicht auf Höhe der Schädelbasis ▪ Druckaufnehmer nicht geeicht **CAVE:** Kopfteil nicht verstellen bzw. Druckaufnehmer auf Höhe anpassen	**ICP erhöht bei** ▪ Hirnödem ▪ Hirnblutungen ▪ Schädeltraumen ▪ Hirntumoren ▪ Liquorabflussstörungen	▪ zentrale Atemdysregulation ▪ veränderte Motorik ▪ Vigilanzminderung	▪ Oberkörper-Hochlagerung mindestens 30°! ▪ ICP und Blutdruck dürfen bei Belastung individuell vorgegebene Grenzwerte nicht über- oder unterschreiten.

CPP cerebraler Perfusionsdruck = MAP - ICP Aussage über Durch- blutungssituation im Gehirn	> 70mmHg	Siehe ICP und Blutdruck	Siehe ICP und Blutdruck	Siehe ICP und Blutdruck	Siehe ICP und Blutdruck

Temperatur
▪ gemessen über Tempera-
tursonde, Blasenkatheter,
Picco oder Pulmonalis-
katheter (z.B. Swan-Ganz-
Katheter)
	36,0-37,5°C
	tageszeitlich und hormonel-
	le Schwankungen möglich
		▪ Sonde liegt falsch
		▪ Diskonnektion
			Temperatur ↑:
			▪ Fieber/ Infekte
			▪ zentrale Dysregulation
			▪ Hyperthyreose
			▪ allergische Reaktion
			
			Temperatur ↓:
			▪ post-OP
			▪ zentrale Dysregulation
			▪ supprimierter Stoffwechsel
			  (therapeutische Hypothermie)
			▪ extrakorporale Zirkulation:
			  Hämofiltration/ -dialyse,
			  ECMO
				Temperatur ↑:
				▪ AF ↑
				▪ Blutdruck ↑
				▪ motorische Unruhe bis
				  Lethargie
				
				Temperatur ↓:
				▪ Blutdruck ↓
				▪ Muskelzittern
					Bei erhöhter/ erniedrigter Temperatur
					Behandlung nach Rücksprache.
					
					Belastung anpassen.
					
					Bei erhöhter Temperatur keine fetthal-
					tigen Cremes oder Öle verwenden.
					Bei erniedrigter Temperatur vor Aus-
					kühlung schützen.

2. Beatmung

Hinweis: Die nachstehenden Tabellen liefern einen kurzen Überblick über die gängigen Beatmungsformen von kontrollierter bis hin zu Non-invasiver Beatmung.
Neben den Einstellungen am Respirator wird deutlich, welche Fehlerquellen auftreten können, welchen Einflüssen die (Organ) Systeme unterliegen und welche Bedeutung das für die physiotherapeutische Behandlung haben kann.

2.1. Kontrollierte Beatmung*

PCMV druck-, VCMV volumenkontrolliert

Methode/ Parameter	Normwerte/ Grenzwerte	Fehlerquellen	Einstellung	Auswirk. auf A | HK | BA | WB	Relevanz für PT
Atemfrequenz (AF)	8-15/min	Diskonnektion abgeknickter Schlauch Störung der Sensoren Wasser im System Cuff undicht Defekt oder Dislokation des Tubus/ der Trachealkanüle Verstopfter Filter	vom Respirator vorgegeben	Ist der Patient tief analgosediert oder relaxiert: • zentrale Atemdepression • keine eigenen Atemaktionen oder -reaktionen möglich • Bewusstsein stark reduziert bis komatös • Muskeltonus ↓ CMV-Beatmung bei Patienten auch ohne Sedierung möglich oder erforderlich, z.B. bei Atemmuskelschwäche/ -lähmung	• Beeinflussung der Atmung nicht möglich, nur passive Maßnahmen zur Strukturerhaltung (Thorax Beweglichkeit und Gewebselastizität) • Thorax Kompression zur Atemtherapie nicht indiziert • Reizwahrnehmung und -verarbeitung sind abhängig von der Sedierungstiefe. • Bei Diffusionsstörung ist O_2-Aufnahme und/oder CO_2-Abgabe vermindert.
Fraktion des Sauerstoffs im Atemgas (Fi O2)	Raumluft 0,21		0,3-1,0	• Optimierung des O_2-Angebots für verbesserte Oxygenierung	• körperliche Belastung abhängig von SO2 • Sekret Transport nur durch Umlagern und Bewegen. • Sekret Elimination durch endotracheales Absaugen CAVE: keine Gewebetechniken bei Hautemphysem**
Verhältnis der Einatemzeit zur Ausatemzeit (I:E)	1:2		von 1:1 bis 2:1 ist alles möglich		

Methode/ Parameter	Normwerte/ Grenzwerte	Fehlerquellen	Einstellung	Auswirk. auf A | HK | BA | WB	Relevanz für PT
Beatmungsdruck (ΔP)	12-20mbar		**Individuell** an die Situation des Patienten angepasst Je höher ΔP, desto gravierender die Auswirkung auf den gesamten Organismus. Deshalb: ΔP so niedrig wie möglich, da eine invasive Beatmung an sich schon Lungenschäden verursacht.	- Blutdruck ↓ - Organdurchblutung ↓ - Vermeiden bzw. Öffnen von Dys- und Atelektasen - Überwinden von Atemwegswiderständen **CAVE:** Bei hohem p_{max} / hohem PEEP - intrathorakaler Druck ↑ - Coronardurchblutung ↓ - Auswurfleistung des Herzen ↓ - Blutdruck ↓ → Katecholaminpflicht - ICP ↑	s. o. CAVE: Thorax-Kompression!
Positiver end-exspiratorischer Druck (PEEP)	Intrinsischer PEEP 2mbar		4-15mbar und höher möglich. Je höher der PEEP, desto gravierender die Auswirkungen auf den gesamten Organismus.	- Atemmittellage ↑ - Restriktion ↓ - Alveolen werden auch bei Exspiration offen gehalten. - Funktionelle Residualkapazität ↑ - wenig Kaliberschwankungen in den Bronchien → Sekretolyse und -transport sind erschwert. - ICP ↑ Bei hohen Beatmungsdrücken ist Pneumothorax mit Hautemphysem möglich)	s.o.

Methode/ Parameter	Normwerte/ Grenzwerte	Fehlerquellen	Einstellung	Auswirk. auf A | HK | BA | WB	Relevanz für PT
Atemgasbeimischung Stickoxid (NO)	0 ppm		5-15ppm maximal 40ppm	NO bewirkt eine pulmonale Vasodilatation ▪ PAP ↓ ▪ Rechts-Links-Shunt ↓ → Verbesserung der Oxygenierung	

*   Folgen langer kontrollierter Beatmung: Schwäche der Atem- und Rumpfmuskulatur, Mobilitätsverlust in Thorax und Gelenken, Ödeme

**   Luftansammlung im Unterhautzellgewebe

2.2. Assistierte Beatmung

BiPAP/DuoPAP*, SIMV/P-SIMV**, ASB, ASV***, CPAP

Methode/ Parameter	Normwerte/ Grenzwerte	Fehlerquellen	Einstellung	Auswirk. auf A | HK | BA | WB	Relevanz für PT
Atemfrequenz (AF)	8-15/min	Diskonnektion abgeknickter Schlauch Störung der Sensoren Wasser im System Cuff undicht Defekt oder Dislokation des Tubus/ der Trachealkanüle	Mandatorisch mind. 8	▪ eigene Atemzüge möglich ▪ AF ↑ bei Stress oder Erfordernisatmung →: ▪ Beeinträchtigung der Motorik ▪ Fokussierung auf Respiratorfrequenz → oft Stresssituation für den Patienten	▪ Kopfteil 30° erhöht oder Bett in der Ebene gekippt ▪ physiologische Atmung anbahnen, fördern und unterstützen ▪ Hilfen geben zur Atem- und Bewegungskoordination ▪ Aktivität des Patienten fördern bis hin zur Fortbewegung ▪ Belastung abhängig von Verhältnis FiO_2/ SO_2 **CAVE:** Atemmuskelermüdung
Fraktion des Sauerstoffs im Atemgas (Fi O_2)	Raumluft 0,21	verstopfter Filter (z.B. bei Verneblern)	0,2 - 1,0	▪ Optimierung des O_2-Angebots für verbesserte Oxygenierung ▪ kardiale und motorische Belastbarkeit ↓	
Verhältnis der Einatemzeit zur Ausatemzeit (I:E)	1:2		1:1, 1:2 bis 2:1 ist nur bei mandatorischen Atemhüben möglich		

Methode/ Parameter	Normwerte/ Grenzwerte	Fehlerquellen	Einstellung	Auswirk. auf A | HK | BA | WB	Relevanz für PT
Beatmungsdruck (△P)	12-20mbar		Individuell an die Situation des Patienten angepasst kann der Druck auch höher sein.	• Blutdruck ↓ • Organdurchblutung ↓	Bei hohem Beatmungsdruck, bzw. PEEP ist Thorax Kompression zur Atemtherapie nicht indiziert. CAVE: • geringe Belastbarkeit • Beatmungsdruck und PEEP summieren sich
Positiver end-exspiratorischer Druck (PEEP)	Intrinsischer PEEP 2mbar		5-15mbar und höher, je höher der PEEP, desto gravierender die Auswirkung auf den gesamten Organismus	• Vermeiden bzw. Öffnen von Dys- und Atelektasen • Überwinden von Atemwegs-widerständen • Atemmittellage ↑ • Restriktion ↓ • Alveolen werden auch bei Exspiration offen gehalten. • Funktionelle Residualkapazität ↑ • wenig Kaliberschwankungen in den Bronchien → Sekretolyse und –transport sind erschwert	

*   Prinzipiell kontrollierte Beatmung, aber zusätzlich Spontanatmung mit oder ohne Druckunterstützung möglich. Der Patient atmet auf zwei unterschiedlichen Druckniveaus.

**   Der Patient kann SIMV-Hub triggern und im freien Intervall spontan atmen.

*** ASV = eine Sonderform der ASB-Beatmung (= adaptive support ventilation); eine stets an den Patienten angepasste Beatmungsform (das Beatmungsgerät fördert die Spontanatmung und unterstützt oder kontrolliert die Atmung gemäß den Erfordernissen des Patienten).

2.3. Nicht invasive druck- oder volumenunterstütze Beatmung*

Parameter	Normwerte	Fehlerquellen	Einstellung	Auswirk. auf A | HK | BA | WB	Relevanz für PT
Atemfrequenz (AF)	8-15/min kritisch > 35	Maske schließt nicht dicht ab Patient wehrt sich gegen Maske Diskonnektion CAVE: ▪ Spontanatmung ist erforderlich ▪ Schutzreflexe müssen erhalten sein ▪ desorientierte Patienten → Angst/Panik → Schlucken von Luft → Erbrechen → Aspirationsgefahr!	nur Spontanatmung	▪ AF↑ bei Stress oder Erfordernisatmung ▪ motorische Leistungsfähigkeit ↓ ▪ Wahrnehmung kann durch die Maske und die Strömungsgeräusche verändert sein ▪ Angst, Panik	▪ AF und I:E-Verhältnis zur Atemtherapie willkürlich beeinflussbar ▪ physiologische Atmung unterstützen, fördern und trainieren ▪ Schwerpunkt der Atemtherapie: Atemerleichterung ▪ keine Maßnahmen, die die Atemarbeit erhöhen! ▪ aufrechte Körperposition, um Aspirationsgefahr zu vermeiden ▪ motorische Belastung anpassen ▪ Belastung abhängig von SO_2 ▪ Mobilisation des Patienten risikoärmer ▪ Sekret Mobilisation ist erleichtert. ▪ Sekret Elimination ist erschwert.
Fraktion des Sauerstoffs im Atemgas (Fi O_2)	Raumluft 0,21		0,21-1,00	▪ Optimierung des O_2-Angebots für verbesserte Oxygenierung	
Verhältnis der Einatemzeit zur Ausatemzeit (I:E)	1:2		vom Patient selbst gesteuert		
Druckunterstützung/ IPAP			bis 10mbar individuell eingestellt	▪ Atemmittellage ↑ ▪ AZV ↑ ▪ Entlastung der Atemmuskulatur ▪ Erleichterung der Atemarbeit ▪ Verhindern von Dys-/ Atelektasen ▪ Eröffnen von Dys-/ Atelektasen	
Positiver end-exspiratorischer Druck (PEEP)	Intrinsischer PEEP 2mbar		5-8mbar individuell eingestellt		

* mit verschiedenen Masken: NIV-Maske, NIV-Helm, CPAP-Maske

3. Zugänge und ableitende Systeme

Im Abschnitt „Zugänge und ableitende Systeme" stehen die verschiedenen Katheter und invasiven Messsysteme im Fokus der Betrachtung. Beschrieben werden deren Funktion und worauf zu achten ist, um eine Beeinträchtigung der Funktion zu vermeiden.
Für alle Zugänge und ableitenden Systeme gilt: Zug und Abknicken vermeiden!
Bei Zugängen in der Leiste Bewegungsausmaß bzw. Mobilisation des Patienten nach Rücksprache!

Zu-/ Abgang	Funktion	Relevanz für PT
Liquordrainagen: ■ Externe Ventrikeldrainage (EVD) mit oder ohne Messung des intrakraniellen Drucks (ICP) ■ Lumbale Drainage	ermöglicht den Liquorabfluss, z.B.: ■ bei Resorptionsstörungen ■ bei Fisteln ■ zur Druckregulierung im Liquorsystem	Die Messkammer liegt auf einem festgelegten Niveau zu den Ventrikeln. Dieses Niveau darf nicht verändert werden. Lageveränderungen oder Abklemmen der Drainage nur nach Rücksprache mit dem Arzt. Der ICP darf einen vorgegebenen Grenzwert nicht überschreiten (siehe Tabelle Monitor) → Gefahr des Einklemmens.
ICP-Messung ■ indirekt, im Seitenventrikel ■ direkt im Parenchym	Hirndruckkontrolle	
Schleuse meistens in der A. femoralis	Zugang für wiederholbare Angiographie oder Spasmolyse (medikamentöse Behandlung von Gefäßspasmen am Ort des Geschehens)	Keine Mobilisation Flexion der Hüfte eingeschränkt
Magensonde / Duodenalsonde (nasal)	Ernährung und Refluxausgleich Erhalt der Darmmotorik	Abklären, ob Niveau verändert werden darf oder Diskonnektieren erlaubt ist **CAVE**: ist nur mit Pflaster fixiert
Ernährungssonden PEG oder PEJ (perkutan)	zur längerfristigen Ernährung Erhalt der Darmmotorik	Wenn möglich, Ernährung vor Atemtherapie oder Mobilisation pausieren

Zu-/ Abgang	Funktion	Relevanz für PT
Nasaler/ oraler Tubus	Atemwegszugang	▪ auf ausreichende Blockung und Fixierung achten ▪ Manipulationen am Tubus/ an der Kanüle vermeiden
Trachealkanüle	künstlicher Atemwegszugang direkt in Trachea	Folgen: Hustenreiz, Ulcera; Spätfolge: Tracheomalazie **CAVE** bei HWS- bzw. Kopfbewegungen Auf Positionierung/ Lagerung des Kopfes achten – keine Überstreckung der HWS (möglicher Trigger für Dysphagie)
ZVK Zentraler Venenkatheter Punktionsstelle in der V. jugulares/ subclavia, seltener in der V. femoralis, endet in V. cava superior vor dem rechten Vorhof	▪ Messung des zentralen Venendrucks ▪ Verabreichung von Medikamenten, Infusionen und Transfusionen ▪ erleichtert die venöse Blutentnahme	**CAVE**: auf kontinuierlichen Fluss bei zentral wirksamen Medikamenten achten! Je nach Lage des ZVK können große Arm- und Beinbewegungen zu Herzrhythmusstörungen führen.
PVK, Braunüle®, Flexüle®, Abbokath®... Peripherer Venenkatheter, Venenverweilkanüle	Verabreichung von niedrig konzentrierten Infusionen und Medikamenten	**CAVE**: Dislokation!
Swan-Ganz-Katheter (Pulmonalis-, bzw. Pulmonalarterienkatheter) 5-lumiger Katheter mit Temperaturfühler und endständigem Ballon, der über Vene, rechten Vorhof, Ventrikel, A. pulmonalis bis in Pulmonalkapillare vorgeschoben wird.	▪ misst den ZVD, PAP, rechten Vorhofdruck, PCWP und HZV ▪ ermöglicht Blutentnahme und Blutgasanalyse aus Lungenkreislauf	siehe ZVK
PICCO (Pulse contour continuous cardiac output) arterieller Verweilkatheter in der A. femoralis	Hämodynamik Messung: misst das HZV, die Vorlast über das globale enddiastolische Volumen und das extravaskuläre Lungenwasser per transpulmonaler Thermodilution	keinerlei Manipulationen während des Messvorganges!

Zu-/ Abgang	Funktion	Relevanz für PT
LAP **Linker Vorhofdruck** dünner Katheter, der intraoperativ in den linken Vorhof gelegt wird	misst den Druck im linken Vorhof	Schmerzen bei vertiefter Einatmung möglich **CAVE:** Dislokation; Tamponade!
Hickman-Katheter/ Port Der **Hickman**-Katheter wird als temporärer Zugang betrachtet. Sobald feststeht, dass eine langfristige Versorgung notwendig ist, wird ein **Port** subclaviculär implantiert (i.d.R. nach spätestens 2 - 3 Wochen)	Zur Gabe von Chemotherapien, Medikamenten und Stammzellentransfusionen (KMT).	▪ Erhöhte Infektionsgefahr (Eintrittsstelle für Keime), deshalb steril verbunden ▪ absolute Ruhe, wenn Chemotherapie oder KMT läuft **CAVE:** Dislokation!
PCA (patient controlled analgesia) „Schmerzpumpe" über: ▪ Epiduralkatheter ▪ ZVK	patientengesteuerte Schmerztherapie	▪ Mobilisation möglich **CAVE:** bei PCA über Epiduralkatheter können Sensibilität und Motorik beeinträchtigt sein.
Arterieller Zugang ▪ A. radialis ▪ A. femoralis ▪ ggf. A. brachialis oder A. dorsalis pedis	kontinuierliche Blutdruck-Messung arterielle Blutentnahme für BGA	▪ Niveauänderungen des Druckaufnehmers oder Manipulation an Zugang oder System bewirken Artefakte oder Fehlmessungen.
Thoraxdrainage (mit oder ohne Sog) ▪ Drainage im Pleuraspalt ▪ Drainage im Mediastinum	Ableiten von Luft oder Flüssigkeiten aus Pleuraspalt oder Mediastinum	▪ Schmerzen bei Rippenbewegungen und Umlagerungen mgl. → Atmung eingeschränkt. ▪ **Aber:** vertiefte Inspiration unterstützt die Funktion der Thoraxdrainage; Schmerzmittelgabe bei Bedarf ▪ Drainagen können nach Rücksprache mit dem Arzt zum Mobilisieren abgeklemmt bzw. kurzzeitig (bis zu 2h) vom Sog genommen werden. **CAVE:** Dislokation!

Zu-/ Abgang	Funktion	Relevanz für PT
Pleuracath/ Pigtail	Verweilkatheter zum Ablassen rezidivierender Pleuraergüsse und Aszites	Atmung in der Regel nicht behindert
Pericarddrainage	Drainage zum Ableiten von Pericardergüssen	**CAVE:** Patient in kritischem Zustand PT nach Rücksprache
Shunt Künstliche Fistel zwischen Arterie und Vene, i.d.R. am Arm	spezieller Gefäßzugang für die Dialyse	**CAVE:** Shunt oft druckschmerzhaft Arm oft ödematös → auf Lagerung achten keine Kompression, z.B. über Anlegen von Blutdruckmanschette!
Shaldon vorwiegend in V. jugularis interna oder V. subclavia, seltener V. femoralis	2-schenkeliger, großlumiger Gefäßzugang für Nierenersatzverfahren und Zugang für große Volumengaben	
Robinsondrainagen mit Ablaufbeutel Geschlossenes Wunddrainagesystem ohne Sog meist intraabdominell	Ableiten von Wundsekret mit der Schwerkraft	**CAVE:** Bei subduralem Hämatom muss zur Mobilisation des Patienten der Ablaufbeutel unbedingt abgeklemmt oder auf Schulterhöhe fixiert werden. Rücksprache mit dem Arzt!
Faltenbalgdrainage Ohne oder mit wenig Sog	Ableiten von Wundsekret; über Faltenbalg kann leichter Sog hergestellt werden.	
Redondrainagen mit/ ohne Sog liegt meist im Unterhautfettgewebe oder im Gelenk	Ableiten von Wundsekret; Sog ermöglicht schnelleres Verkleben und Zusammenwachsen von Wundrändern	**CAVE:** Blutungsgefahr nach Ziehen der Redondrainage
VAC-Verband Luftdicht abgeklebter Verband mit Sog	fördert die Wundheilung bei großflächigen oder tiefen Gewebsdefekten (auch bei Sekundärheilung)	Verband muss luftdicht bleiben Bei VAC-Verband am Bauch zur Mobilisation Bauchbinde anlegen

Zu-/ Abgang	Funktion	Relevanz für PT
Splint für große Gefäße oder Harnleiter	zum Schienen der Hauptgefäße zu Nieren oder zur Leber nach großen Operationen oder Transplantationen	Mobilisation nur nach Rücksprache! Splints sind nicht fixiert und können leicht dislozieren
Blasendauerkatheter (BDK) Transurethraler Zugang zur Harnblase	Harnableitung, Bilanzierung, Hygiene	Sammelbeutel nicht über Blasenniveau heben, damit kein Rückfluss entsteht oder zur Mobilisation abklemmen
Suprapubischer Katheter Transcutaner, invasiver Zugang zur Harnblase	Zur Harnableitung als Langzeitversorgung	
Colo-/ Ileostoma mit Coloplast-Auffangsystem AP (Anus praeter) Künstlicher Darmausgang	Ausleiten von Stuhl	Vor Mobilisation entlüften und/ oder entleeren lassen und überprüfen ob Platte und Beutel dicht sind.
Fäkalkollektor Wird um den After aufgeklebt	System zum Sammeln von Stuhl bei Stuhlinkontinenz oder massiven Durchfällen	Vor Mobilisation entlüften und/ oder entleeren lassen, sowie Ablaufbeutel anschließen. Fixierung oft nicht suffizient.
Darmrohr Silikon- oder Kunststoffschlauch	• zum Einführen oder Ableiten von Gasen oder Flüssigkeiten • bei massiven Durchfällen, flüssigem Stuhl	keine Mobilisation mit hartem Darmrohr
Darmrohr Flexi-Seal®, Zassi® großlumiger, weichgeblockter Silikonkatheter	Stuhldrainagesystem zum Ableiten von flüssigem Stuhl	Mobilisation möglich Verdrehen des Ablaufschlauchs vermeiden um Abfluss zu gewährleisten
Coloplast-Auffangsystem	Auffangen von Gewebsflüssigkeit direkt über aufgeklebten Beutel, z.B. bei Hautdefekten	

Zu-/ Abgang	Funktion	Relevanz für PT
Kanülen für extracorporale Organersatzverfahren Siehe Tabelle „Geräte zur Unterstützung von Organfunktionen"	Ableiten von großem Blutvolumen aus venösem Gefäßsystem Zuleiten von großem Blutvolumen in arterielles, bzw. venöses Gefäßsystem	▪ Bei Kanülierung femoral keine Hüftflexion über 60° ▪ Mobilisation nach Rücksprache mit dem Arzt, da diese Systeme eine lebensnotwendige Funktion erfüllen
Driveline (Antriebsleitung) bei Heartmate® und Heartware®	Percutane Stromzufuhr vom Controler zur Pumpe	▪ Manipulation, v.a. Abknicken und Zug vermeiden **CAVE**: Unterbrechung der Stromzufuhr! ▪ Mobilisation möglich
Purgeleitung bei Impella®	Zufuhr von Spüllösung in den linken Ventrikel zum Funktionserhalt der Pumpe	▪ Leitung ist nur durch Pflaster auf der Haut fixiert
Externer Herzschrittmacher (pacemaker, pacer) ▪ intraoperativ angelegte epikardiale oder myokardiale, direkt nach außen führende Elektroden	Vorübergehende extracardiale Stimulation des Herzens nach kardiochirurgischen Eingriffen.	▪ Mobilisation nach Rücksprache erlaubt
▪ transvenös nach intrakardial vorgeschobene (eingeschwemmte) Elektroden	Vorübergehende intrakardiale Stimulation. Die Pulsgenerierung erfolgt über einen externen Stimulator. Dieses Verfahren ist wegen der Infektionsgefahr nur zur vorübergehenden Therapie geeignet.	▪ Mobilisation nicht erlaubt, um Dislokation zu vermeiden

4. Geräte zur Unterstützung von Organfunktionen

„Geräte zur Unterstützung von Organfunktionen" bieten eine erklärende Übersicht zum Einsatz kommender Apparate bei Organversagen von Lunge, Herz und Niere in der Intensivmedizin. Sie stellen, die Beatmung betreffend, eine Ergänzung zu den Tabellen I.2.1 – I.2.2 dar. Wie in den vorangegangenen Tabellen wird auf die Auswirkungen auf die (Organ)Systeme sowie auf die physiotherapeutische Relevanz eingegangen. Hier werden nur die bezieht sich nur auf die geläufigsten Verfahren vorgestellt.

Apparat	Beschreibung	Auswirk. auf A | HK | BA | WB	Relevanz für PT
Lunge			
Beatmungsgerät	Zur maschinellen Beatmung von Patienten mit respiratorischer Insuffizienz	siehe Tabelle Beatmung	▪ Auf künstlichen Atemwegszugang achten; Therapie je nach Therapieziel und Beatmungsmodus möglich (siehe Tabelle Beatmung)
Zusätzliche Vorrichtung zur Applikation von **Stickoxid (NO)** zum Atemgasgemisch	Eingesetzt bei Patienten mit pulmonaler Hypertonie (Konzentration 20-40ppm), ARDS und Störung der Oxygenierung aufgrund von schwersten Störungen des Ventilations-/ Perfusionsverhältnisses (Konzentration 5-10ppm)	siehe Tabelle Beatmung ▪ wirkt lokal an den Rezeptoren des Endothels der Gefäße (Gefäßdilatation) im Pulmonalkreislauf (PAP ↓), es kommt zu einer Umverteilung der Blutmenge hin zu den belüfteten Lungenarealen und so zur Verringerung des Shuntblutvolumens. ▪ Patienten sind oft sediert.	▪ Atemtherapie abhängig von der Beatmungsform, in der Regel kontrolliert (siehe Tabelle Beatmung)
Optiflow™ **TNI (nasal Highflow)**	Zufuhr von warmem, befeuchtetem Luft-Sauerstoff-Gemisch mit High Flow über Nasenbrille (37 °C, 44 mg/L) bei Patienten mit respiratorischer Insuffizienz. Flow wird langsam erhöht, Maximum an Patient angepasst. Sinnvoll, wenn NIV-Therapie unterbrochen werden muss oder nicht toleriert wird	▪ High Flow erzeugt einen niedrigen positiven Atemwegsdruck ▪ Einfluss auf Atemfrequenz ▪ Verbesserung der Sauerstoffzufuhr mit geringerer Entsättigung ▪ Optimierung der mukoziliären Clearance ▪ Verringerung der Atemarbeit ▪ wird eher toleriert als O_2-Masken ▪ Kommunikation möglich	▪ Atemtherapie möglich, zusätzliche Atemgeräte nicht sinnvoll ▪ Mobilisation möglich nach Rücksprache mit dem Arzt. **CAVE:** Position der Nasenbrille

Apparat	Beschreibung	Auswirk. auf A | HK | BA | WB	Relevanz für PT
Zusätzlich zur Beatmung für den extrapulmonalen Gasaustausch: **pECLA** und **ECLA/ECMO** Bei beiden wird üblicherweise reines O_2 zugeführt. Die zuströmende O_2-Litermenge (maximal 10l/min) ist entscheidend dafür, wie viel CO_2 eliminiert wird (Partialdruckdifferenz). Zusätzlich kann ein Wärmetauscher zugeschaltet werden, um einen zu starken Abfall der Körpertemperatur zu verhindern.	▪ bei sehr kritischen Patienten mit schwersten Atemstörungen, z.B. ARDS ▪ da sich ein Großteil des Blutvolumens extrakorporal befindet, verändern sich die Normwerte der kardiovaskulären Drücke.	▪ Mobilisation (nach Absprache mit dem Arzt) mögl.
pECLA (= pumpless extracorporal lung assist) iLA, Novalung® Membranventilator	Zwei großlumige Zugänge liegen in der Regel in A. femoralis – V. femoralis; Blut fließt entlang des Druckgefälles durch eine Kapillar-Membran (etwa 1,5l Blut/min)	▪ CO_2-Eliminierung ▪ Motorik partielle eingeschränkt	▪ Behandlung nach den jeweiligen Standards der Klinik ▪ Lage der Ab- und Zugänge in der Regel gelenknah; entsprechendes Gelenk nicht bewegen ▪ Abknicken der Schläuche, auch der zuführenden Gasleitungen vermeiden!
ECMO (extracorporal membrane oxygenation) ECLA/ ELA, iLA activve®	Blut wird mit einer Pumpe durch den Oxygenator gepumpt (bis 10l Blut/ min). Anlage der Ab-/ Zugänge: arterio-venös (a-v) oder veno-venös (v-v), meistens femoro-jugular (v-v) oder seltener femoro-femoral (v-v)	▪ Oxygenierung und CO2–Eliminierung ▪ Verfahren zur Lungenprotektion, da Reduktion des V_t möglich ▪ Motorik eingeschränkt	**CAVE:** Blutungsgefahr da Vollheparinisierung ▪ Temperaturregulierung beeinträchtigt ▪ Belastung an Herzkreislaufsituation anpassen bzw. veränderte Normwerte der kardiovaskulären Drücke berücksichtigen

Apparat	Beschreibung	Auswirk. auf A | HK | BA | WB	Relevanz für PT
Herz:			
IABP (Intra-aortale Ballon-Pumpe)	Ballon, der über die A. femoralis eingeführt wird und bis unter den Abgang der linken A. subclavia führt. Die Ballongröße richtet sich nach der Körpergröße. EKG – getriggert (Ausnahme Drucktrigger), dabei wird das Aufpumpen, bzw. Entleeren des Ballons mit dem Schließen bzw. Öffnen der Aortenklappe koordiniert.	▪ Unterstützung der Windkesselfunktion bei schwacher Pumpleistung des Herzens (Verbesserung der Durchblutung von Coronar-, aber auch von Cerebralgefäßen) ▪ Patient in seinen Bewegungsmöglichkeiten eingeschränkt ▪ keine Auswirkung auf das Bewusstsein	▪ da der Ballon nicht fixiert ist, kann es zur Dislokation kommen mit Verlegung abgehender Gefäße (z.B. A. mesenterica sup.) und infolge dessen zu Ischämien ▪ Rücksprache vor Herz-/ Kreislauf belastenden Maßnahmen ▪ Puls- bzw. Drucklimits beachten ▪ keine Maßnahmen, die die EKG-Ableitung irritieren
LVAD (ventricular assist device): **Heartmate**® **II Heartware**® **Circulite**®	Pumpfunktion des linken Ventrikels wird durch eine Pumpe übernommen, die herznah im Körper des Patienten liegt. Abgang aus linker Ventrikelspitze, Zugang zur Aorta	▪ externe Übernahme der Pumpfunktion des linken Herzens	▪ Belastung an Zustand des Patienten anpassen ▪ keine Einschränkung für Mobilisation ▪ Erhalten/ Verbessern von Muskelkraft und Ausdauer
Impella®	Pumpe wird über die A. femoralis oder A. subclavia direkt in den linken Ventrikel gelegt.	▪ Entlastung des linken Ventrikels	s.o., Mobilisation nur bei Zugang über A. subclavia möglich. **CAVE:** Zugangsleitung für Spüllösung
pVAD ExCOR® **Berlin-Heart Thoratec**®	Pumpfunktion der Herzkammern wird durch eine oder zwei externe Pumpen übernommen. Ab-/ Zugänge: Li: Vorhof/ Ventrikel – Aorta Re: Vorhof – A. pulmonalis	▪ externe Übernahme der Pumpfunktion des rechten, linken oder gesamten Herzens ▪ Patient in seinen Bewegungen teilweise eingeschränkt	▪ Belastung an Zustand des Patienten anpassen, Pumpleistung vorgegeben, keine Anpassung möglich ▪ keine Einschränkung der Mobilität ▪ Erhalten/ Verbessern von Muskelkraft und Ausdauer

Apparat	Beschreibung	Auswirk. auf A | HK | BA | WB	Relevanz für PT
Niere:			
Intermittierende Dialyse	Nierenersatzverfahren (v-v) im Gegenstromprinzip über semipermeable Membran zum Entziehen von Flüssigkeit und harnpflichtigen Substanzen In der Regel 3-5h/Tag 3-7x pro Woche	▪ Kreislaufbelastung ↑ durch schnellen Entzug von Flüssigkeit und Ausschwemmen von Elektrolyten → Blutdruck ↓ möglich ▪ Bewegungseinschränkung abhängig von Lage des Shaldonkatheters oder Shunts ▪ Müdigkeit/ Abgeschlagenheit	▪ auf Shunt/ Shaldon achten ▪ PT und Mobilisation abhängig vom Funktionieren der Dialyse, Einstellungen bei Niveau-Veränderungen anpassen lassen ▪ Herzkreislaufsituation beachten ▪ Patienten frieren leicht
SLEDD (Slow Extended Daily Dialysis) **Genius**®	Nierenersatzverfahren (v-v) im Gegenstromprinzip über semipermeable Membran zum Entziehen von Flüssigkeit und harnpflichtigen Substanzen Je nach Modus über 10-30h möglich	▪ Kreislaufbelastung geringer als bei der intermittierenden Dialyse ▪ Bewegungseinschränkung abhängig von Lage des Shaldonkatheters	
Kontinuierliche Dialyse CVVH CVVHDF	Nierenersatzverfahren (v-v) im Gegenstromprinzip über semipermeable Membran zum Entziehen von Flüssigkeit und harnpflichtigen Substanzen über 24h/Tag, 7 Tage pro Woche		

5. Medikamente

Die sehr ausführliche Tabelle zu Medikamenten, die in der Therapie kritisch kranker Patienten zur Anwendung kommen, versucht die „Wissenslücke" der Physiotherapeuten auf diesem Gebiet etwas zu schließen. Sie umfasst die (gängige) Bandbreite von kreislaufwirksamen Medikamenten über Analgetika, Sedativa, Sekretolytika, Diuretika bis hin zu Psychopharmaka.

Vorangestellt sind die pharmakologisch/ therapeutisch wirksamen Substanzen. Der Handelsname ist beispielhaft in Spalte 2 angeführt. Die Auswirkungen auf die (Organ)Systeme macht die Bedeutsamkeit für die physiotherapeutische Arbeit deutlich. Dabei ist zu beachten, dass in Spalte 3 nicht zwingend die Auswirkung auf das (Organ)System an erster Stelle steht, auf welches das Medikament primären Einfluss ausübt.

Die folgende Tabelle erhebt nicht den Anspruch auf Vollständigkeit.

Medikamentengruppe → Wirkstoff	(möglicher) Handelsname	Auswirk. auf A | HK | BA | WB	Relevanz für PT
Katecholamine (Sympathomimetika)			
→ Adrenalin* (Epinephrin)	Suprarenin®	▪ HF ↑, HZV ↑, Blutdruck ↑ ▪ (positiv inotrop-chronotrop) ▪ Induktion von Arrhythmien ▪ Bronchodilatation ▪ (mäßige) Vasokonstriktion an Haut/ Schleimhaut, Skelettmuskulatur ▪ Durchblutung ↓ / Motilität/ Tonus im Magen-Darm-Trakt ▪ Schwindel, Kopfschmerz, Unruhe	▪ körperliche Belastung an die Medikamentendosis anpassen CAVE: die Vitalparameter entsprechen nicht dem tatsächlichen Zustand des Patienten. Zentralisierung des Kreislaufes möglich CAVE: kontinuierliche Medikamentengabe notwendig (Infusionssysteme nicht knicken) **bei Noradrenalin:** ▪ keine Kälteanwendungen ▪ keine Kompressionsmaßnahmen ▪ Vorsicht vor (peripherer) Auskühlung
→ Noradrenalin* (Norepinephrin)	Arterenol®	▪ Blutdruck ↑, HF ↑, (HZV ↑) ▪ Vasokonstriktion ↑, kann Ischämie bedingen ▪ (v.a. Herz, Darm, Extremitäten) ▪ Schwindel/ Kopfschmerz	
→ Dobutamin	Dobutrex®	▪ HF ↑, HZV ↑, Blutdruck ↑, (positiv chronotrop-inotrop) ▪ Induktion von Arrhythmien ▪ Bronchodilatation	
→ Dopamin	Dopamin-Fresenius®	▪ mit steigender Dosis HZV ↑, HF ↑ → Vasokonstriktion (Blutdruck ↑) ▪ Induktion von Arrhythmien ▪ Unruhe, Kopfschmerz	

*: Adrenalin und Noradrenalin wirken beide druck- und flusssteigernd. Adrenalin betont mehr die Flusssteigerung (β-Rezeptoren), Noradrenalin mehr die Drucksteigerung (α-Rezeptoren). Die Effekte beider Katecholamine werden von den Kontraktionsreserven des Herzens und dem unterschiedlichen Rezeptorbesatz der Gefäße bestimmt.

Medikamentengruppe → Wirkstoff	(möglicher) Handelsname	Auswirk. auf A | HK | BA | WB	Relevanz für PT
Antihypertonika			
Ca-Antagonisten → Nifedipin → Nitrendipin → Verapamil → Diltiazem → Nimodipin → Amlodipin	Adalat® Bayotensin® Falicard®, Isoptin® Dilzem® Nimotop® Norvasc®	▪ Vasodilatation (Blutdruck ↓) ▪ HF ↓↑ ▪ Gesichtsrötung mit Wärmegefühl ▪ Kopfschmerz	▪ Belastung an Patienten anpassen.
Sympatholytika *α-Blocker* α_1–Blocker (peripher wirksam) → Urapidil	Ebrantil®	▪ Vasodilatation (Blutdruck ↓) ▪ Schwindel, Übelkeit, Kopfschmerzen	▪ Belastung an Patienten anpassen. ▪ HF nicht als Kontrollparameter geeignet
ß-Blocker → Metoprolol → Esmolol → Bisoprolol → Nebivolol → Carvedilol → Atenolol	Beloc®, Metohexal® Brevibloc® Bisohexal® Nebilet® Dilatrend® Tenormin®	▪ HF ↓, Blutdruck ↓ ▪ Orthostase ▪ Müdigkeit, Schwindel	
Antisympathotonika (zentral wirksam) → Clonidin (wird u. U. auch zur Sedierung genutzt)	Clonidin® Catapresan®, Paracefan® bei Opiatentzug	▪ vegetative Dämpfung → Blutdruck ↓, HF ↓ ▪ selten orthostatische Beschwerden ▪ sedierend (zentrale Dämpfung) ▪ Übelkeit, Erbrechen, Kopfschmerzen, Mundtrockenheit	▪ Maßnahmen der medikamentösen Zielsetzung anpassen

Medikamentengruppe → Wirkstoff	(möglicher) Handelsname	Auswirk. auf A | HK | BA | WB	Relevanz für PT
ACE-Hemmer → Enalapril → Captopril → Ramipril	Enahexal® Lopirin®, Captohexal® Delix®	• Vasodilatation • Blutdruck ↓ → HF ↑ • Übelkeit • trockener Husten möglich	• Belastung an den Patienten anpassen. • Blutdruck nicht als Kontrollparameter geeignet
AT1-Antagonist - Sartane → Valsartan → Candesartan	Diovan® Atacand®, Blopress®	• Vasodilatation • Blutdruck ↓	
Analgetika			
Opioide (Wirkstärke) → Piritramid (0,7) → Pethidin 0,1-0,2) → Fentanyl (100-300?) → Buprenorphin (40) → Morphin (1) → Tramadol (0,2) → Tilidin + Naloxon	(Grad Sedierung) Dipidolor® (III) Dolantin® (II) Fentanyl® (I) Tem-/Durogesic® (III) MSI® (III) Tramal® (III) Valoron®	• Kreislaufdepression: Blutdruck ↓, HZV ↓ • Motilität des Gastrointestinaltraktes ↓ → spastische Obstipation (bei Langzeittherapie) • vermehrte Schweißsekretion • schmerzlindernd • Angst ↓ (dosisabhängig) • beruhigend, sedierend • Verwirrtheit mgl. NW: Atemdepression! Ausnahme: Tramal®	• Mitarbeit des Patienten ist abhängig von Medikament und Dosis. • Veränderte Schmerzgrenze bzw. komplettes Ausschalten des Schmerzes! CAVE: Schutzmechanismen fehlen!

Medikamentengruppe → Wirkstoff	(möglicher) Handelsname	Auswirk. auf A | HK | BA | WB	Relevanz für PT
Nicht-Opioide **NSAID/ NSAR** nicht steroidale Anti-Rheumatika → Ibuprofen → Diclofenac → Paracetamol → Metamizol	Imbun®, Ibuprofen® Diclac®, Voltaren® Benuron® Novalgin®, Analgin®	▪ gastrointestinale Störungen (Magenschmerzen, Erbrechen) ▪ möglich: Thrombozytenaggregation ↑ ▪ Schwindel, Kopfschmerz	
Sedativa/ Narkotika			
→ Ketamin	Ketanest®	▪ Blutdruck ↑, HF ↑, HZV ↑ möglich (Sympathikus ↑) ▪ (myocardialer O$_2$-Verbrauch ↑) ▪ Cerebrale Vasodilatation → ICP ↑ ▪ Sedierend ▪ Alpträume ▪ Schutzreflexe bleiben erhalten ▪ stark schmerzlindernd NW: ▪ Muskeltonus ↑, Rigidität oder Muskelzittern ▪ Alpträume, Halluzinationen	▪ Trance-Zustand, Augen bleiben offen ▪ klare und behutsame Kontaktaufnahme
→ Propofol	Disoprivan®	▪ Atemdepression ▪ Blutdruck ↓ (Blockade des Sympathikus) ▪ sedierend ▪ antiepileptisch Oft benutzt bei Kurznarkosen, z.B. bei Tracheotomie, chirurgischem Verbandswechsel/ Kurzeingriffen	▪ Zustand kann je nach Zielsetzung genutzt werden (Befundaufnahme, redressierendes Gipsen,...)

Medikamentengruppe → Wirkstoff	(möglicher) Handelsname	Auswirk. auf A | HK | BA | WB	Relevanz für PT
→ Midazolam	Dormicum® Midazolam®	▪ Atemdepression bis Atemstillstand ▪ Blutdruck ↓ (Blockade des Sympathikus) ▪ muskelrelaxierend ▪ Dämpfung des limbischen Systems (Antrieb/ Stimmung/ Affektivität) ▪ partielle Amnesie ▪ Delir fördernd	▪ Zielsetzung hinterfragen, aktivierende Maßnahmen nicht sinnvoll
→ Remifentanil (siehe Opioide)	Ultiva®	▪ Atemdepression bis Atemstillstand (dosisabhängig) ▪ Blutdruck ↓, HF ↓ (Blockade des Sympathikus) ▪ Muskelrigidität, v.a. Thorax ▪ Übelkeit, Erbrechen ▪ stark schmerzlindernd, sedierend ▪ kurze Wirkdauer	CAVE: ▪ Thoraxbeweglichkeit eingeschränkt
→ Fentanyl (siehe Opioide)	Fentanyl-Janssen®	▪ Atemdepression bis Atemstillstand ▪ Blutdruck ↓, HF ↓ (Blockade des Sympathikus) ▪ Muskelrigidität ▪ sedierend, schmerzlindernd	CAVE: ▪ Thoraxbeweglichkeit ↓ ▪ Hustenreiz zentral gedämpft
→ Clonidin (s.a. Antihypertonika)	Catapresan® Paracefan®	▪ Blutdruck ↓, HF ↓ (Blockade des Sympathikus) ▪ vegetativ dämpfend ▪ Orthostase bei Lagewechsel ▪ zentral dämpfend: Müdigkeit bis Bewusstseinstrübung ▪ antipsychotisch ▪ Übelkeit, Erbrechen, Kopfschmerz → wird bei Entzugserscheinungen eingesetzt	▪ Maßnahmen der medikamentösen Zielsetzung anpassen

Medikamentengruppe → Wirkstoff	(möglicher) Handelsname	Auswirk. auf A | HK | BA | WB	Relevanz für PT
Sekretolytika			
→ Acetylcystein	ACC®	• sekretverflüssigend • unter Umständen Übelkeit/ Erbrechen • wirkt systemisch	• Auf Menge und Viskosität von Sputum und Speichel achten und ggf. Rückmeldung an die Ärzte geben.
Diuretika (werden auch als Antihypertonika eingesetzt)			
→ Furosemid → Torasemid	Lasix® Torem®, Unat®	• Atemerleichterung (indirekt), bessere Oxygenierung • Herz-Kreislaufbelastung ↓ • Blutdruck ↓ • Vigilanz ↑ • Elektrolytverluste (K⁺)	**CAVE**: Blutdruck beachten! • Körperliche Belastung an den jeweiligen Zustand des Patienten anpassen.

Medikamentengruppe → Wirkstoff	(möglicher) Handelsname	Auswirk. auf A | HK | BA | WB	Relevanz für PT
Bronchodilatatoren			
→ Theophyllin	Bronchoparat® Euphyllin®	▪ Bronchodilatation ▪ Blutdruck ↓, HF ↑ ▪ ZVD ↓ ▪ Senkung der Nachlast des rechten Herzens	▪ schnell wirksam ▪ körperliche Belastung an den Zustand des Patienten anpassen.
Parasympatholytica			
→ Atropin	Atropinsulfat-Braun®	▪ Bronchospasmolyse ▪ Hemmung der Bronchialsekretion ▪ Hemmung der Speichel-, Schleim-, Schweißsekretion → Mundtrockenheit ▪ Pupillenerweiterung	▪ körperliche Belastung an den Zustand des Patienten anpassen ▪ Physiotherapie nur eingeschränkt indiziert.
→ Butylscopolaminium	Buscopan®	▪ Tonus ↓ an glatter Muskulatur (Magen/ Darm/ Galle/ Bronchien/ Uterus) ▪ Blockierung des Parasympathikus	
→ Ipratopiumbromid → Oxitropiumbromid → Tiotropium	Atrovent® Ventilat® Spiriva®	▪ Hemmung der Bronchialsekretion ▪ Bronchodilatation	sehr lange wirksam
→ Kombinationspräparate	Berodual® Viani®		

Medikamentengruppe → Wirkstoff	(möglicher) Handelsname	Auswirk. auf A | HK | BA | WB	Relevanz für PT
Betasympathomimetika Inhalativa: → Salbutamol → Terbutalin → Fenoterol → Formoterol	Sultanol® Bricanyl® Berotec® Oxin®	▪ Bronchodilatation ▪ Blutdruck ↓, HF ↑ ▪ ZVD ↓ ▪ Senkung der Nachlast des rechten Herzens NW: ▪ vergrößertes Shuntvolumen: pO_2-Abfall → Hyperkapnie ▪ Tachyarrhythmien ▪ Muskelkrämpfe ▪ Tremor ▪ Unruhe	▪ Atemtherapie zwingend notwendig, Expektoration erschwert
Muskelrelaxantien			
zentral angreifende → Baclofen → Tizanidin **periphere** → Rocuroniumbromid → Pancuroniumbromid → Botulinumtoxin Typ A	Lioresal® Sirdalud® Esmeron® Pancuronium® Botox®	▪ Skelettmuskeltonus senkend ▪ sedierend NW: Schwindel, Müdigkeit ▪ Skelettmuskeltonus aufgehoben ▪ lokal Muskeltonus senkend	▪ verbessertes Bewegungsausmaß bei neurologisch bedingter Tonuserhöhung **CAVE**: fehlender Gelenkschutz! Kein endgradiges passives Bewegen.

Medikamentengruppe → Wirkstoff	(möglicher) Handelsname	Auswirk. auf A | HK | BA | WB	Relevanz für PT
Psychopharmaka (Neuroleptika)			
Butyrophenone → Haloperidol → Melporon → Pipamperon	Haldol® Eunerpan® Dipiperon®	▪ Dyskinesien und extrapyramidale Störungen bei Überdosierung möglich ▪ stark zentral dämpfend bis Somnolenz ▪ antipsychotisch ▪ gelegentlich Schlafstörungen	▪ PT an wechselnde Kooperationsfähigkeit des Patienten anpassen
Phenothyazine → Promethazin → Sulpirid (Neuroleptikum/ Antidepressivum)	Atosil® Dogmatil®		
Antiepileptika			
→Phenytoin →Carbamazepin →Clonazepam →Natriumvalproat	Phenhydan® Tegretal® Rivotril® Orfiril®	▪ krampflösend ▪ schwach sedierend NW: ▪ Herzrhythmusstörungen, Asystolie, Blutdruck ↓ ▪ Ataxie, Dyskinesien ▪ Schläfrigkeit, Schlafstörungen, Verwirrtheit, Unruhe, Schwindel ▪ Übelkeit, Sehstörungen	▪ PT und Mobilisation wird bei ausreichendem Medikamentenspiegel möglich CAVE: keine PT im Status epilepticus! In Ausnahmefällen abhängig vom Patienten und nach ärztlicher Rücksprache möglich.
Antidepressiva			
Trizyklische A. → Trimipramin → Amitriptylin **Serotonin-re-uptake-Hemmer** → Citalopram → Sertralin	Stangyl® Saroten® Cipramil® Zoloft®	▪ Stimmung aufhellend ▪ Angst lösend NW: ▪ orthostatische Dysregulation ▪ Tachykardien, Blutdruck ↓, Rhythmusstörungen ▪ psychomotorisch aktivierend bis Schlaflosigkeit ▪ manische Reaktionen	▪ erst nach mehreren Tagen bis zwei Wochen wirksam ▪ steigert Kooperations- und Kontaktfähigkeit des Patienten

Medikamentengruppe → Wirkstoff	(möglicher) Handelsname	Auswirk. auf A | HK | BA | WB	Relevanz für PT
Parkinsonmedikamente			
→ Levodopa (L-Dopa)	Madopar® (in Kombination mit Benserazid) Nacom® (in Kombination mit Carbidopa)	▪ Hemmung von Akinesie, Rigor, Tremor NW: ▪ othostatische Dysregulation in Kombination mit Antihypertonika möglich ▪ übermäßige Tagesmüdigkeit, Schlafattacken, Halluzinationen ▪ mit Behandlungsbeginn innere Unruhe, gelegentlich Verwirrtheitszustände	▪ PT wird möglich ▪ flüssigeres Bewegen ▪ Kooperationsfähigkeit ↑
→ Amantadin	PK-Merz®		
Benzodiazepine (Tranquilizer)			
→ Lorazepam → Diazepam → Midazolam → Lormetazepam → Clonazepam	Tavor® Faustan*, Valium® Dormicum® Noctamid® Rivotril®	▪ Muskeltonus ↓ (siehe auch Sedativa) ▪ Angst ↓ ▪ sedierend ▪ antikonvulsiv NW: ▪ paradoxe Reaktionen (v.a. im Alter) möglich ▪ anterograde Amnesie bei 50% der Patienten	▪ eingeschränkte Mitarbeit des Patienten

Medikamentengruppe → Wirkstoff	(möglicher) Handelsname	Auswirk. auf A	HK	BA	WB	Relevanz für PT
Volumentherapie			
→ künstliche Kolloide	Voluven® Gelafundin® Dextran®	▪ Auffüllen des Intravasalraumes → (ZVD ↑, Blutdruck ↑, HF ↓) ▪ Vigilanz ↑ ▪ bei Überladung: Atemnot, Herzinsuffizienz	▪ Mitarbeit und Belastbarkeit des Patienten ↑ bzw. ↓
→ Elektrolytlösungen		▪ Auffüllen des Extravasalraumes	
Digitalis-Glykoside			
→ Digitoxin → Methyldigoxin	Digimerck® Lanitop®	▪ HF ↓ ▪ HZV ↑ (positiv inotrop) CAVE: Rhythmusstörungen	▪ körperliche Belastung anpassen ▪ Monitor beachten
Cortison			
Cortisol	Hydrocortison®	▪ Zur Cortisolsubstitution	Keine direkte Auswirkung auf PT Muskelschwäche ↑ bei Myasthenia gravis
→ Corticoide	Fortecortin® Urbason® Prednisolon®	▪ entzündungshemmend, abschwellend ▪ unterstützt Katecholamine bei ihrer Wirkentfaltung in der Zelle ▪ Immunsystem ↓ → Infektionsgefahr steigt	CAVE: Cortisonhaut

Medikamentengruppe → Wirkstoff	(möglicher) Handelsname	Auswirk. auf A | HK | BA | WB	Relevanz für PT
Antidementiva / Nootropika			
→ Nimodipin	Nimotop®	NW: ■ HF ↑, Blutdruck ↓ ■ motorische Unruhe ■ Schwindel ■ Parästhesien	
→ Piracetam	Nootrop®	■ Blutdruck ↓ oder ↑ ■ motorische Unruhe ■ Nervosität, Aggressivität, Schlafstörungen	
Spezielle Infusionslösungen			
→ Mannitol	Mannitol®	■ forcierte Diurese bei Trauma, Schock, erhöhtem Hirndruck ■ erhöhte Volumenbelastung des Herz/Kreislauf-Systems	

6. Laborwerte

Laborwerte, die gleichermaßen objektive Aussagen über den aktuellen Zustand intensivpflichtiger Patienten treffen, bilden eine riesige Grauzone für Physiotherapeuten. Aus diesem Grund ist dieser tabellarische Teil ebenso detailliert erarbeitet worden.

Der Nutzer findet schnell die gewünschten Angaben zu den Themen Blutgasanalyse, Blutbild, Gerinnung, Myokardmarker, Elektrolyte, Infektions- und Entzündungsparameter und weiteren Werten.

Der jeweilige Parameter wird mit seinem Referenzwert angegeben. Nicht selten gibt es labortechnische oder hausspezifische Abweichungen. Ebenso können Abweichungen durch die Testhersteller bedingt sein. Die Autoren geben die Empfehlung, sich nach den jeweiligen Klinikstandards zu erkundigen.

Auch hier werden, wie in allen anderen Tabellen in Spalte drei jeweils der Bezug zu den (Organ)Systemen in der bekannten Farbkodierung aufgezeigt und in Spalte vier die Relevanz zu Physiotherapie abgeleitet.

Parameter	Referenzwerte*	Auswirk. auf A | HK | BA | WB	Relevanz für PT
Blutgasanalyse (BGA)			
pO$_2$ $\rightarrow$ **paO$_2$** arterieller O$_2$-Partialdruck	70-100mmHg	paO$_2$ und pcvO$_2$ $\downarrow$: • AF $\uparrow$ • anfangs HF $\uparrow$ $\rightarrow$ Blutdruck $\uparrow$ • im weiteren Verlauf Blutdruck $\downarrow$, HF $\uparrow$ $\rightarrow$ Hypoxie $\rightarrow$ • qualitative Bewusstseinsstörung (agitiert, psychomotorische Unruhe, Halluzinationen)/ • quantitative Bewusstseinsstörungen (Somnolenz, Sopor, Koma) $\rightarrow$ im Extremfall cerebrale Hypoxie	• O$_2$-Gabe während der Behandlung • evtl. NIV • atemerleichternde, kreislaufentlastende Maßnahmen/ Sitzposition • körperliche Belastung anpassen
$\rightarrow$ **SaO$_2$**	>90%		
$\rightarrow$ **pcvO$_2$** zentralvenöser O$_2$-Partialdruck	36-44mm Hg		
$\rightarrow$ **pvSO$_2$** SvO$_2$ ScvO$_2$	60-70% 70-75% >65%		
pCO$_2$ $\rightarrow$ **paCO$_2$** arterieller CO$_2$-Partialdruck	32-46mmHg	paCO$_2$ $\downarrow$ (Hypokapnie): • durch Hyperventilation $\rightarrow$ respiratorische Alkalose $\rightarrow$ Hyperventilationstetanie $\rightarrow$ cerebrale Perfusion $\downarrow$ $\rightarrow$ Bewusstseinsverlust • durch metabolische Azidose $\rightarrow$ Hyperventilation (Kussmaul-Atmung als respiratorischer Kompensationsversuch bei chronisch pulmonaler Schädigung)	• atemerleichternde ASTE • Beruhigung, Entspannung • bei respiratorischer Alkalose **keine** Behandlung, da kritischer Zustand! • keine Atemtherapie bei Kussmaul-Atmung, da Erfordernisatmung
$\rightarrow$ **pcvCO$_2$** zentralvenöser CO$_2$-Partialdruck (Messung, falls kein arterieller Zugang vorhanden ist oder für spezielle Berechnungen)	35-50mmHg	paCO$_2$ $\uparrow$ (Hyperkapnie): • durch Hypoventilation (zentrale Atemstörung, SHT, Schlafmittelvergiftung) $\rightarrow$ respiratorische Azidose $\rightarrow$ Bewusstseinseintrübung bis Koma hypercapnicum • durch metabolische Alkalose	Atemanregung PT nach Rücksprache

Parameter	Referenzwerte*	Auswirk. auf A | HK | BA | WB	Relevanz für PT
Bikarbonat Puffer für CO_2 im Blut	22-28mval/l	$HCO_3 \downarrow$ bei metabolischer Azidose → AF ↑; Blutdruck ↓; HF ↑ $HCO_3 \uparrow$ als Langzeitkompensation einer respiratorischen Azidose	Siehe pCO_2

pH-Wert
 	
Säure-Basen-Verhältnis im Blut
	7,35-7,45
	< 7,35 = Azidose
	
	> 7,45 = Alkalose
		pH ↓ bei metabolische Azidose:
		▪ Kussmaul-Atmung
		▪ HF ↑ (später ↓)
		▪ Blutdruck ↓
		  → Kreislaufdekompensation
		▪ Bewusstseinsstörung → Koma → Tod
		
		pH ↑ bei metabolische Alkalose:
		▪ AF ↓ (Hypoventilation)
		▪ ventrikuläre Arrhythmien
		▪ Blutdruck ↓
		  → Kreislaufdekompensation
		▪ Parästhesien/ Krämpfe/ Tetanie
		▪ Bewusstseinseintrübung/ Sopor
			siehe pCO_2

Laktat Endprodukt des anaeroben Kohlen- hydratstoffwechsels im Muskel	arteriell 0,5-1,6mmol/l venös 0,5-2,2mmol/l	> 2,5 = Ausdruck der Gewebehypoxie einzelner Organe oder des Gesamtorganismus ▪ HF ↑ ▪ Blutdruck ↓ → Kreislaufdekompensation	▪ relevant bei kardiologischen, neurologischen und septischen Patienten ▪ genaue ärztliche Rücksprache bezüglich Belastbar-keit des Patienten

Parameter	Referenzwerte*	Auswirk. auf A | HK | BA | WB	Relevanz für PT
Glukose	Norm: 70-110mg/dl im Blut Hyperglykämie > 120mg/dl	Glukose ↑: ▪ Polyurie → Exsikkose → ▪ Ketoazidose (ketoazidotisches Coma diabeticum) → ▪ Kussmaul-Atmung ▪ HF ↑, Blutdruck ↓ ▪ Antriebslosigkeit, Somnolenz, Sopor, Koma	z.B. bei Diabetes mellitus, Bewegungsmangel, Morbus Cushing, Immunsuppression phys. und psych. Stress, Leberstoffwechselstörungen zentralnervöse Störungen (SHT), endokrinologischen Störungen, Diätfehler, Diuretika ▪ wird auf ITS i.d.R. über Insulinperfusor ausgeglichen
	Hypoglykämie < 70mg/dl	Glukose ↓: ▪ zentrale Atem- und Kreislaufstörungen ▪ HF ↑ ▪ Schwitzen, Zittern, Doppelbilder, Aphasien ▪ Schwäche, Parästhesien, Hemiplegien ▪ psychische Auffälligkeiten → ▪ Angst; Verwirrtheit, Aggressivität, Schwindel ▪ Krampfanfälle ▪ Lethargie, Bewusstlosigkeit → ▪ hypoglykämischer Schock, Koma, Tod	▪ keine Belastung
Hb (Kapazität für O_2-Aufnahme und -transport)	Männl.: 14-19g/dl (8,8-12mmol/l) Weibl.: 12-17g/dl (8,6-10,7mmol/l) Bei Pat. mit kardialer Ischämie: > 9g/dl (> 5,6mmol/l)	Hb-Abfall: ▪ AF ↑ ▪ HF ↑, HZV ↑, im Extremfall Kreislaufdekompensation ▪ ausgeprägte orthostatische Beschwerden ▪ Belastbarkeit, Leistungsfähigkeit ↓	Hb-Abfall: z.B. bei Anämie, postoperativ bei großem Blutverlust, post partum CAVE: bei unklarem Hb-Abfall keine PT bis zur Klärung der Ursache Hb-Abfälle sind zeitversetzt möglich ▪ Kreislaufsituation verstärkt beachten ▪ keine Ausdauerbelastung

Parameter	Referenzwerte*	Auswirk. auf A | HK | BA | WB	Relevanz für PT
Blutbild			
Leukozyten Leukozytose → Leukozytenzahl erhöht Leukopenie → Leukozytenzahl zu niedrig	4.000-10.000/µl < 4.000/µl	▪ reduzierter AZ ▪ Zeichen einer inflammatorischen Reaktion ▪ (infektiös/nicht infektiös) ▪ Infektionsgefährdung	Leukozytenzahl **erhöht** bei systemischen und lokalen Entzündungen (z.B. Pneumonie), Leukämie Leukozytenzahl **zu niedrig**, z.B. bei Immunsuppression, nach Chemotherapie und bei Knochenmarkstransplantation (KMT) ▪ motorische Belastung anpassen ▪ evtl. Umkehrisolierung
Thrombozyten Thrombozytose → Thrombozytenzahl erhöht Thrombopenie → Thrombozytenzahl zu niedrig	150.000-450.000/µl > 50.000/µl i.d.R. keine Beeinträchtigung der Hämostase < 20.000/µl muss mit schweren Blutungen gerechnet werden	▪ Thromboserisiko ↑ ▪ Blutungsneigung ↑	Thrombozytenzahl **erhöht** bei Gewebsschädigung, Infektionen, Nierenerkrankungen Thrombozytenzahl **zu niedrig** bei Knochenmark- und Milzerkrankungen, Infektionskrankheiten, KMT, Sepsis, Schock, HIT, DIC (disseminierte intravasale Coagulation = Verbrauchskoagulopathie) **CAVE**: Hämatome → Vorsicht mit Gewebetechniken, keine Klopfungen ▪ motorische Belastung anpassen

Parameter	Referenzwerte*	Auswirk. auf A | HK | BA | WB	Relevanz für PT
Gerinnung			
D-Dimere Fibrinspaltprodukt	im Serum < 1mg/l im Plasma 20-150µg/l		D-Dimere ↑: ▪ gesteigerte Gerinnung ▪ bei Infektionen, Sepsis, Lungenembolie, DIC, fibrinolytischer Therapie bei V.a. Lungenembolie PT zurückstellen bis Diagnose gesichert
Quick Thromboplastinzeit → Gerinnungszeit nach Einwirkung von Gewebethrombokinase, Gewebsthromboplastin und Calcium-Ionen = extrinsischer Gerinnungsweg **INR** international normalized ratio, ersetzt Quick	70-130% 0,8-1,2 (ohne Einheit)	Quick ↓ bzw. INR ↑: ▪ Blutungsneigung ↑	Gerinnung gestört bei: ▪ Leberfunktionsstörungen ▪ Verbrauchskoagulopathie ▪ Sepsis Therapeutisch gewollt bei: ▪ Antikoagulationstherapie (Marcumar) Vorsicht mit Gewebetechniken!
aPTT aktivierte partielle Thromboplastinzeit → Gerinnungsreaktion des intrinsischen Gerinnungsweges	25-35s in Klinik unter Beobachtung 60-90s (unter Heparin und postoperativ)	aPTT ↑: ▪ Blutungsneigung ↑ aPTT ↓: ▪ Thromboserisiko ↑	aPTT ↑: ▪ z.B. bei unfraktionierter Heparingabe (60-100s therapeutisch gewollt), ▪ Hämophilie (**CAVE:** Hämarthrose) ▪ schweren Leberfunktionsstörungen Vorsicht mit Gewebetechniken!

Parameter	Referenzwerte*	Auswirk. auf A | HK | BA | WB	Relevanz für PT
Myokardmarker			
CK (Kreatin-Kinase) Summe der organspezifisches Enzyme der Skelett- (CK-MM) und Herzmuskulatur (CK-MB)	< 150U/l	CK ↑: <ul><li>HF ↑</li><li>Blutdruck ↓ (bei akutem Myokardinfarkt)</li></ul>	Untergang von Herz- oder Skelettmuskulatur, Hinweis auf ausgedehntes Weichteiltrauma oder Rhabdomyolyse Belastung nur nach Rücksprache und genauer ärztlicher Verordnung
CK MB	CK MB < 24U/l	CK MB↑: <ul><li>HF ↑</li><li>Blutdruck ↓ (bei Myokardschädigung)</li></ul>	<ul><li>CK MB > 24U/l Hinweis auf Myokardnekrose oder Z.n. Reanimation</li></ul>
Troponin-T **Troponin-I** Strukturproteine des Herzmuskels	< 0,01µg/l < 0,5µg/l	Troponin ↑	<ul><li>Kriterium der Myokardschädigung,</li><li>auch bei septischer Kardiomyopathie, seltener bei Niereninsuffizienz</li></ul>Belastung nur nach Rücksprache und genauer ärztlicher Vorgabe
Myoglobin Roter Muskelfarbstoff, ähnlich Hb, aber mit ↑ Affinität zu O_2	Männl.: < 55µg/l Weibl.: < 35µg/l	Myoglobin ↑	<ul><li>Hinweis auf Zerfall von Muskelzellen</li><li>Rhabdomyolyse</li><li>früh reagierender Parameter bei Myokardinfarkt bei entsprechender Klinik</li></ul>

Parameter	Referenzwerte*	Auswirk. auf A | HK | BA | WB	Relevanz für PT
Elektrolyte			
Natrium Maß für den Dehydratationszustand	135-145mmol/l im Serum	Wichtig für Nerven- und Muskelfunktion (Membranpotential) Na ↓ (akut/chronisch): ▪ Überwässerung mgl. ▪ ICP ↑; cerebrale Hypoxie ▪ Kopfschmerzen; Agitiertheit, Desorientiertheit; Krampfanfälle ▪ Vigilanzminderung, Apathie bis Koma ▪ Krämpfe ▪ Übelkeit, Erbrechen Na ↑: ▪ Exsikkose (Durstgefühl) ▪ Vigilanzstörungen: ▪ Unruhe, Agitiertheit, Lethargie, Koma ▪ Faszikulationen, Hyperreflexie, Krämpfe	▪ Veränderungen der Na-Werte bei Störungen im H_2O-Haushalt ▪ Na-Verlust der Niere ▪ regulativ bei neuroendokriner Aktivierung ▪ Verbrennungen ▪ Herzinsuffizienz ▪ bei starken Durchfällen, Erbrechen ▪ cerebrales Salzverlustsyndrom ▪ Niereninsuffizienz ▪ Diabetes insipidus ▪ Diuretikagabe ▪ endokrinologische Störungen des Salzhaushaltes ▪ übermäßige Kochsalzzufuhr keine Lymphdrainage!
Kalium	3,5-5,5mmol/l im Serum	K ↑: ▪ Bradykardie, Arrhythmie → Herzstillstand K ↓: ▪ Tachykardie/ Tachyarrhythmie/ Vorhof- u./o. Kammerflimmern ▪ an quergestreifter Muskulatur: Schwäche, Krämpfe, Paralyse	▪ bei Niereninsuffizienz ▪ bei Durchfällen, Erbrechen, Schock ▪ Herz-/ Kreislaufinsuffizienz auf EKG achten!

Parameter	Referenzwerte*	Auswirk. auf A | HK | BA | WB	Relevanz für PT
Infektions- und Entzündungsparameter			
Procalcitonin (PCT) Akuter, empfindlicher Infektionsparameter	< 0,2ng/ml im Serum	Infektionsparameter	▪ erhöht bei Infektionen, Entzündungen ▪ bei signifikantem Anstieg ärztliche Rücksprache, wie weit Patient belastet werden darf
Interleukin 6 (IL6)	< 0,5pg/ml im Serum	Entzündungsparameter	
CRP C-reaktives Protein Protrahierter Entzündungs- parameter	< 0,5mg/dl im Serum	Akutphaseprotein, Folgeprodukt der Entzündungsreaktion auf jede Art von Noxe	
Leukozyten	siehe Blutbild		
Sonstiges			
Ammoniak Endprodukt des Aminosäurenstoff- wechsels in der Leber, Parameter für die Leberfunktion	11-35µmol/l im Plasma	Ammoniak ↑: ▪ hepatische Enzephalopathien ▪ Vigilanzstörungen (Somnolenz, Sopor, Koma)	bei Pfortaderthrombose, Leberzirrhose, Hepatitis, nach LTX (postoperativ) Belastung nach Rücksprache.

Parameter	Referenzwerte*	Auswirk. auf A | HK | BA | WB	Relevanz für PT
Harnpflichtige Substanzen → **Harnstoff** Endprodukt des Eiweißstoffwechsels, in der Leber gebildet, über die Niere ausgeschieden	2,0-8,0mmol/l oder 10-55mg/dl	Harnstoff ↑: • Juckreiz → motorische Unruhe • Müdigkeit • Vigilanzstörung bis Koma	• erhöht bei Niereninsuffizienz, Katabolie (Fieber, Hunger, mangelnde Belastung), Hypovolämie • Patienten sind evtl. dialysepflichtig • Lage von Shaldonkatheter/ Shunt berücksichtigen.
→ **Kreatinin** → **Harnsäure** Abbauprodukt von Nukleinsäuren	0,5-1,2mg/dl 2,5-7,1mg/dl oder 150-420µmol/l	Kreatinin ↑ • eingeschränkte Motorik mögl. Harnsäure ↑ • eingeschränkte Motorik mögl.	• Zeichen der Katabolie • möglich: akuter Gichtanfall → Schmerzen

* Werte differieren je nach Klinik, abhängig von Laborgeräten und Testherstellern

7. Hilfsmittel

Die Hilfsmittel umfassende Tabelle gibt eine kurze Übersicht über Geräte und Arbeitsmittel, die idealerweise zur Unterstützung der physiotherapeutischen Arbeit zur Verfügung stehen. Es sind jene, die am häufigsten zum Einsatz kommen. Die Autoren sind sich jedoch bewusst, dass der Markt eine Vielzahl weiterer Geräte zur Verfügung stellt und dass hausinterne Prioritäten in Abhängigkeit vom Budget und den Erfahrungen der Therapeuten in der Beschaffung und im Einsatz der Hilfsmittel eine entscheidende Rolle spielen.

Die Untergliederung erfolgte in Hilfsmittel zur Unterstützung der

- Atmung,
- Mobilität und Aktivität,
- Lagerung und
- Kommunikation.

In Spalte zwei der Tabelle findet der Leser, was bei der Nutzung zu beachten ist. In Spalte drei wird versucht, den etwaigen Einfluss auf die bekannten (Organ)Systeme darzustellen. Spalte vier stellt wiederum den Bezug/ Relevanz als ergänzende/ unterstützende Maßnahme zur Physiotherapie her. Einige der Hilfsmittel eignen sich durchaus zu eigenaktivem Trainieren des Patienten. Durch effektive Wiederholungen und optimierte Durchführung kann bereits in einer frühen Phase ein gewisser Trainingseffekt erzielt werden.

Die Autoren weisen ausdrücklich darauf hin, dass bei jeglicher Anwendung von Geräten am Patienten das Medizin-Produkte-Gesetz zu beachten ist.

Hilfsmittel	zu beachten	Auswirk. auf A | HK | BA | WB	Relevanz für PT
Atmung/ Atemtherapie			
O₂-Brille, O₂-Hut, O₂-Maske mit Reservoirbeutel (**O₂-Gabe nach Bedarf**)	Positionierung	▪ verbessertes O₂-Angebot ▪ Kommunikation erschwert ▪ Sehen und Hören eingeschränkt	▪ atemanregende Maßnahmen ▪ Herz-/ Kreislaufbelastung anpassen ▪ Blickkontakt
IPPB-Geräte (Intermittend positive pressure breathing) mit Mundstück, Maske oder Tubusadapter	Einweisung nach Medizinproduktegesetz notwendig! ▪ Anschlüsse prüfen ▪ geschlossenes System ▪ Beigabe von O2 geräteabhängig möglich ▪ Compliance des Patienten notwendig ▪ individuelle Einstellung für Patienten ermitteln ▪ Anschluss an Trachealkanüle möglich ▪ auf ärztliche Anordnung auch mit Sekretolytika möglich	▪ Verbesserung der Ventilation und Atemvertiefung ▪ Erleichterung der Atemarbeit ▪ Sekretmobilisation durch Bronchialkaliberschwankungen	▪ ergänzt die aktive Atemtherapie ▪ Patient wird zum Selbstüben angeleitet ▪ beachte ASTE(entspannt, Oberkörper erhöht) **CAVE:** bei künstlichem Atemwegszugang oder wenn intrapulmonale Druckerhöhungen vermieden werden sollen, z.B. nach Lungenteilresektion oder bei Ventil-/ Spannungspneumothorax, Spontanpneumothorax, globaler Herzinsuffizienz nur nach Rücksprache mit dem Arzt ▪ nicht bei Tracheomalazie ▪ Lungenemphysem (ärztlich abklären)
EzPAP (easy positive airway pressure) Mit Mundstück, Maske oder Tubusadapter	▪ Anschlüsse prüfen ▪ Anschluss an O2 oder Druckluft möglich ▪ Flowmeter notwendig ▪ Compliance des Patienten notwendig ▪ kompletter Mundschluss notwendig ▪ individuelle Einstellung für Patienten ermitteln ▪ Anschluss an Trachealkanüle möglich	▪ verstärkt die Rekrutierung verschlossener Atemwege und öffnet atelektatische Lungenareale ▪ Erleichterung der Atemarbeit ▪ Verbesserung der Ventilation und Atemvertiefung ▪ Steigerung der Compliance/ Förderung der Bronchialhygiene	▪ ergänzt die aktive Atemtherapie ▪ Patient wird zum Selbstüben angeleitet ▪ beachte ASTE (entspannt, Oberkörper erhöht) ▪ auch möglich bei Patienten, die auf Grund von Schmerzen oder der Schwere Ihrer Erkrankung kein aktives Atemtraining durchführen können ▪ subjektive und objektive Erschöpfungszeichen beachten! ▪ keine intrathorakale Druckerhöhung, da flowgesteuerter Einsatz auch möglich, wenn IPPB kontraindiziert ist ▪ bei Anschluss an Trachealkanüle Rücksprache mit Arzt erforderlich; Patienten nur unter Aufsicht trainieren lassen

Hilfsmittel	zu beachten	Auswirk. auf A | HK | BA | WB	Relevanz für PT
SMI-Trainer z.B. Coach®, Mediflo® Mediflo Duo® (kann auch als PEP-Gerät verwendet werden)	■ korrekte Anleitung des Patienten ■ Adapter für Trachealkanülen erhältlich ■ Bei einigen Geräten O$_2$-Beimengungen möglich	■ Residualvolumen ↑ durch endinspiratorische Rekrutierung von Alveolen ■ trainiert EA-Muskulatur	■ ergänzt die aktive Atemtherapie ■ fördert Eigenaktivität und Eigenverantwortung ■ bei Nutzung mit Trachealkanüle Ausatemventil erforderlich
PEP-Geräte mit Oszillation: z.B. VRP1 Desitin® (Flutter), Gelo-Muc®, Cornet®, Acapella® ohne Oszillation: z.B. Y-Stück (Bad Oeynhauser Pfeifchen), BA-Tube®	■ Hygienevorschrift einhalten ■ Ausatemwiderstand an Kraft des Patienten anpassen ■ vollständiger Mundschluss erforderlich	■ fördert Sekretolyse ■ verhindert Bronchialkollaps (hält Atemwege weit)	■ ergänzend zur aktiven Atemtherapie ■ fördert Eigenaktivität und Eigenverantwortung ■ ASTE beachten (siehe IPPB)
IMT-Geräte z.B. Threshold®, Powerbreathe®	■ intakte neuromuskuläre Funktion der Atemmuskulatur notwendig	■ aktives Atemmuskeltraining, besonders des Zwerchfells ■ exzentrische/konzentrische Muskelarbeit ■ Herz-Kreislauf belastend	■ Trainingswirkung wird über Superkompensation erreicht (Dauer, Wiederholungen) **Cave**: Belastung des Patienten richtig einschätzen
Percussionsgeräte IPUP (intrapulmonale percussion): Solvet®	■ Totraum gering halten ■ individuelle Einstellung für Patienten ermitteln ■ auf ärztliche Anordnung auch mit Sekretolytika möglich	■ fördert Sekretolyse und Sekrettransport ■ keine intrapulmonale Druckerhöhung	■ ergänzend zur aktiven Atemtherapie
Cough Assist® mechanisches Insufflations- und Exsufflationsgerät, für Patienten, die muskulär nicht in der Lage sind zu husten	■ Einweisung nach Medizinproduktegesetz notwendig ■ individuelle Technik (manuell oder automatisch) ■ Totraum möglichst geringhalten	■ Sekrettransport und Sekretelimination ■ unterstützt Hustenstoß	■ unterstützend zur Sekretelimination
Vernebler	Positionierung Beigabe von Sekretolytica möglich	■ Befeuchtung der oberen Atemwege ■ Sekretolyse	■ Atemtherapie/ PT sinnvoll nach Vernebelung

Hilfsmittel	zu beachten	Auswirk. auf A | HK | BA | WB	Relevanz für PT
Totraumvergrößerer z.B. nach Giebel, Spirotiger®	▪ Totraum an cardiopulmonale Belastbarkeit anpassen ▪ wenn nötig Nasenklemme ▪ Herzbelastung	▪ Zwerchfellaktivierung ▪ Sekrettransport durch vertiefte Atemzüge	▪ Länge des Atemrohrs und Anzahl der Atemzüge je nach Therapieziel (Atemvertiefung oder Sekrettransport) wählen CAVE: ▪ nicht bei Hypoxie ▪ nicht wenn ein CO_2-Anstieg vermieden werden soll (Wirkung auf Hirndruck) ▪ nicht bei erhöhtem Hirndruck ▪ bei AF>24 ▪ nicht bei Status asthmaticus
Vibrierende großflächige Masagegeräte z.B. Vibrax®, Vibromat®	▪ keine direkte sekretlösende Wirkung da Massagegerät ▪ viele Geräte habe keine Zulassung für die Klinik	▪ indirekter Einfluss auf Atmung durch Entspannung der oberflächlichen Thoraxmuskulatur ▪ kinästhetisch-taktile Reize	▪ kann unterstützend zur Atemtherapie eingesetzt werden im Sinne der Entspannung und Detonisierung
Aktivität und Mobilisation			
Armtrainer, Bett-, Sitzfahrrad ▪ mechanisch ▪ elektrisch	Einweisung bei elektrischen Geräten nach Medizinproduktegesetz notwendig! ▪ stabiler, sicherer Stand des Gerätes ▪ an Körperlängen anpassen ▪ Widerstand anpassen ▪ individuelle Einstellung für Patienten ermitteln ▪ Polsterung zur Vermeidung von Druckschäden	▪ Aktivierung des Kreislaufs ▪ Förderung der kardiopulmonalen Leistungsfähigkeit ▪ Rückstromförderung ▪ aktive und passive Bewegung der Extremitäten ▪ Reiz auf die Propriozeptoren der Gelenke ▪ Muskelkräftigung ▪ Tonusregulierung ▪ Förderung der Wahrnehmung	▪ ergänzend zur PT ▪ Eigentraining je nach Geräteeinstellung ▪ muskuläres Aufbautraining ▪ fördert Eigenverantwortung ▪ fördert Motivation CAVE: ▪ Herzinsuffizienz
Fußtreter ▪ mechanisch ▪ elektrisch	▪ sicherer Stand des Gerätes ▪ rutschfeste Unterlage	▪ Aktivierung des Kreislaufs ▪ Förderung der kardiopulmonalen Leistungsfähigkeit ▪ Rückstromförderung, Thromboseprophylaxe ▪ aktive und passive Bewegung der Sprunggelenke ▪ Muskelkräftigung ▪ Tonusregulierung ▪ Förderung der Wahrnehmung	▪ Gerät ist im Sitzen (im Stuhl oder im Bett) einsetzbar. ▪ Eigentraining ▪ ergänzend zur PT ▪ fördert Eigenverantwortung

Hilfsmittel	zu beachten	Auswirk. auf A | HK | BA | WB	Relevanz für PT
Motor-Bewegungsschiene CPM = continuous passive motion	▪ Einweisung nach Medizinproduktegesetz notwendig! ▪ Einstellung der Schiene im freigegebenen Bewegungsausmaß ▪ Geschwindigkeit nach Indikation **CAVE:** Auflagedruck ▪ funktionelle und korrekte Lagerung (Drehpunkt, Beinachsen, OS-Umfang)	▪ Verbesserung der Gelenkbeweglichkeit ▪ Verbesserung der Gleitfähigkeit von Muskel- und Nervenstrukturen ▪ Tonusregulierung ▪ Erhalt/ Verbesserung des Bewegungsausmaßes (ROM)	▪ ergänzend zur PT
Bettleiter(Strickleiter)	▪ korrekte Handhabung ▪ bei Patienten mit einer Sternotomie nur bilateraler Einsatz, um Scherkräfte auf das Sternum zu vermeiden ▪ kontraindiziert bei Rippenserienfrakturen, Wirbelsäulenverletzungen		▪ fördert Selbständigkeit des Patienten **CAVE:** ausreichende Muskelkraft und neurologischen Status beachten
Lifter	Einweisung nach Medizinproduktegesetz notwendig! ▪ vor Gebrauch am Patienten Funktion testen	▪ orthostatische Beschwerden durch Lagewechsel möglich	▪ erleichtert Transfer bei inaktiven Patienten ▪ verhindert die Eigenaktivität des Patienten ▪ schneller Rücktransfer im Notfall möglich ▪ kann zum Wahrnehmungstraining und zur vestibulären Stimulation eingesetzt werden **CAVE:** positive oder negative Beeinflussung von Schmerz, Angst, Stress und Muskeltonus möglich
Umsetzhilfen (z.B. Rutschbrett, Drehscheibe)	▪ dem Patienten je nach Therapieziel entsprechendes Schuhwerk anziehen ▪ Patient sichern	▪ orthostatische Beschwerden durch Lagewechsel möglich	▪ erleichtert Frühmobilisation ▪ erleichtert Transfers

Hilfsmittel	zu beachten	Auswirk. auf A | HK | BA | WB	Relevanz für PT
(Auf-) Stehhilfen/ Stehbrett/ Stehtisch/ Stehpult Thekla®	▪ Einweisung nach Medizinproduktege- setz notwendig! ▪ stabiler, sicherer Stand des Gerätes ▪ Sicherung des Patienten ▪ schon während des Aufstellens Blut- druck und Kreislaufzeichen beachten ▪ ggf. ATS/ Beine wickeln, wegen or- thostatischer Reaktionen ▪ dem Patienten je nach Therapieziel- entsprechendes Schuhwerk anziehen	▪ Erleichterung der Zwerchfellaktivität ▪ Kreislauftraining ▪ Orthostase ▪ Tonusregulierung ▪ Osteoporoseprophylaxe ▪ Veränderung der Körper- und Umweltwahrnehmung	▪ Aktivitäten im gesicherten Stand möglich ▪ Vertikalisierung wichtig für Atmung, Wahrnehmung, Funktionstraining, Kreislauf-Training ▪ Stützaktivität kann angebahnt werden
Gehwagen/ Rollator	▪ Bremsen prüfen ▪ korrekte Höheneinstellung ▪ Sicherung des Patienten ▪ Sturzgefahr ▪ Vitalparameter des Patienten müssen stabil genug sein, um notfalls vo- rübergehend ohne Monitoring auszu- kommen	▪ Aktivierung des Kreislaufs ▪ Förderung der kardiopulmonalen Leistungsfähigkeit ▪ Rückstromförderung ▪ aktive Mobilisation der Gelenke ▪ Muskelkräftigung ▪ Tonusregulierung ▪ Förderung der Wahrnehmung ▪ erhöht das Sicherheitsgefühl des Patienten	▪ ermöglicht Gehtraining ▪ muskuläres Aufbautraining ▪ kann auch als Stehhilfe eingesetzt werden ▪ erleichtert Arbeit für Patient und PT ▪ Gleichgewichtsreaktionen werden nicht geschult
Lagerung und Mobilisierung			
Spezielle **Pflegebetten** und Matrat- zen/ Auflageflächen	Einweisung nach Medizinproduktegesetz notwendig für Bettenbedienung und Einsatz des Re- animationshebels im Notfall	▪ Verminderte Atemmechanik ▪ verminderte Motorik, da Auflagedruck niedrig ▪ sensorische Wahrnehmung extrem reduziert ▪ gestörtes Körperschema	▪ atemfördernde Maßnahmen wirken nur reduziert ▪ Wahrnehmungsschulung wichtig ▪ Auflagedruck zur Behandlung auf „Maximum" stellen ▪ so früh wie möglich auf „normale" Matratze wechseln
Rollstuhl, Rehastuhl, z.B. **Arne**®, Norbert® Thekla®: als Stuhl und Stehbrett einsetzbar	▪ ggf. Größe an Körpermaße des Patien- ten anpassen ▪ Luft in Reifen prüfen ▪ Bremsen prüfen ▪ vor Gebrauch Akku überprüfen ▪ Patient sichern	▪ atemerleichternd ▪ Kreislauftraining ▪ orthostatische Beschwerden möglich ▪ Aktivität ↑, Bewegungsantrieb ↑ ▪ Tonusregulierung ▪ Vigilanz ↑und positive Wirkung auf die Psyche	▪ atemerleichternde ASTE durch aufrechte Sitzposition ▪ Atemtherapie effektiver, da Patient wacher, Eigenakti- vität↑

Hilfsmittel	zu beachten	Auswirk. auf A | HK | BA | WB	Relevanz für PT
Bett als Therapiegerät: • Stehbett • Herzbett • Spezialbetten z.B. Schwenkbett	• Sicherung des Patienten durch Lagerungsmaterial, Gurte, Bettgitter • Bei Spezialbetten Einweisung nach Medizinproduktegesetz notwendig! *Schwenkbett:* Patienten sind in der Regel sediert	*Stehbett:* • Erleichterung der Zwerchfellaktivität • Kreislauftraining • Förderung der Stützaktivität • Veränderung der Körper- und Umweltwahrnehmung *Herzbett:* ähnlich wie Rollstuhl *Schwenkbett:* • Verbesserung des Ventilations-/ Perfusionsverhältnisses • Dekubitusprophylaxe	Blutdruck beachten *Herzbett:* Alternative zum Rollstuhl bei Patienten mit geringerer cardiopulmonaler Belastbarkeit **CAVE:** bei geblähtem Abdomen Herzbettposition anpassen (Hüftbeugung ↓)
Lagerungsmaterial	• Material dem Ziel anpassen • reduzieren bei erhöhter Temperatur • Spontanaktivität nicht einschränken	• Atemerleichterung • Dekubitusprophylaxe • Rückflussförderung • Vermeidung von unphysiologischen Belastungen auf Gelenke, Muskeln und Nerven • Tonusregulierung • behindert Eigenaktivität • Verbesserung der Körperwahrnehmung	• Lagerung je nach Therapieziel einsetzen • Unterstützung des Therapieerfolgs
Schienen, Manschetten, Tapes, Orthesen, Zügel	• Gebrauchsanweisung beachten • korrektes Anlegen • korrekte Größe • 24h-Management • Polsterung zum Vermeiden von Druckschäden	• Ödemreduktion • Ruhigstellung • Stabilität für Gelenke • Sicherung und Stabilität der Gelenke beim Stehen und Gehen • Tonusregulierung • Kontrakturprophylaxe • Schmerzreduktion	von Indikation der Versorgung abhängig • erleichtert Mobilisation • Sturzprophylaxe
Fixierung	• Hautläsionen vermeiden • starken Zug vermeiden • Kontrolle von Ödemen **Cave:** Gelenkstellungen	• zum Eigenschutz des Patienten • kann Angst fördern oder Panik auslösen	• hemmt Eigenaktivität • wenn erlaubt, Fixierung während der Behandlung lösen, Patient über Sinn der Fixierung aufklären und beruhigen
Wärmedecke **Kühldecke**	Temperatur des Patienten	T erniedrigt → Durchblutung peripher ↓, HF↓, Stoffwechsel ↓ T erhöht → Durchblutung peripher ↑, HF↑, Stoffwechsel ↑	• Behandlung nur nach ärztlicher Rücksprache • Patienten zur Behandlung nur kurz oder nur teilweise aufdecken.

Hilfsmittel	zu beachten	Auswirk. auf A | HK | BA | WB	Relevanz für PT
Kommunikation			
Kommunikationshilfen z.B. Schreibtafel, Symboltafel, Buchstabentafel	▪ Sprachverständnis berücksichtigen (z.B. Muttersprache, kognitive Fähigkeiten, Aphasie) ▪ Compliance berücksichtigen ▪ an Sehhilfe und Hörgerät denken	▪ fördert Spontanmotorik ▪ fördert Koordination ▪ fördert Aufmerksamkeit und Konzentration ▪ positive Wirkung auf die Psyche	▪ erleichtert Kommunikation während der Behandlung ▪ erfordert Geduld von PT und Patient

* Bei allen Hilfsmitteln unbedingt die Hygienevorschriften beachten, v.a. bei Geräten, die von verschiedenen Patienten benutzt werden.
Desinfektionsrichtlinien für die verschiedenen Materialien beachten (Oberflächendesinfektion)!
Die Handhabung der Hilfsgeräte sollte bekannt und geübt sein.

II. Befunderhebung

Vorbemerkung

Der zweite Teil des „Manuals für Physiotherapeuten in der Intensivmedizin" befasst sich mit dem Thema Befunderhebung bei intensivpflichtigen Patienten bzw. Patienten auf Intermediate Care Stationen, Weaning Stationen, Stroke oder Heart Failure Units.

Die Autoren haben die wichtigsten Assessments, Scores, bzw. standardisierten Test-, Mess- und Beurteilungsverfahren für die bereits in Teil I als Schwerpunkte physiotherapeutischen Wirkens definierten Bereiche Atmung, Herz-Kreislaufsystem, Motorik und Wahrnehmung aufgeführt, welche Durchführbarkeit und Aussagekraft bezüglich des Status der Patienten besitzen. Zudem beinhaltet dieser Teil eine Zusammenstellung relevanter klassischer physiotherapeutischer Befundparameter.

Es wird deutlich, dass die Befunderhebung bei diesen Patienten einerseits auf Werten bzw. Aussagen basieren, die Geräte, wie z.B. Monitor oder Respirator, liefern. Andererseits stehen validierte Scores sowie Assessments zur Verfügung, die im klassischen physiotherapeutischen Befundspektrum nicht enthalten sind. In der Addition mit den rein physiotherapeutischen Befundkriterien ergibt sich ein sehr komplexes und aussagekräftiges Bild über den aktuellen Zustand des intensiv- bzw. überwachungspflichtigen Patienten.

Selbstverständlich fließen Anamnese, spezifische ärztliche Diagnostik und deren Ergebnisse sowie Beatmungs- und Weaningprotokolle oder andere Verlaufsdokumentationen in die Befunderhebung ein.

Die tabellarische Bündelung erhebt keinen Anspruch auf Vollständigkeit. Der Leser, respektive Nutzer wird nicht der Pflicht enthoben, einschlägige Quellen und Literatur hinzuzuziehen, da auf ausführliche Beschreibungen der Assessments verzichtet wurde.

Die Autoren verzichteten auch auf einen exemplarischen Befund als Formblatt, da es deutschlandweit keine einheitlichen Dokumentationsmöglichkeiten gibt und derzeit eine elektronische Patientenakte nicht vorausgesetzt werden kann. Der Anwender kann aus den Einzelbausteinen sein Formblatt entsprechend den einrichtungsinternen Vorgaben entwickeln.

Isabel von Schweinitz, München
Kathrin Stöver, Leipzig

unter der Mitarbeit von:

Esther Rohn, Flensburg
Silke Klarmann, Kiel
Gesche Ketels, Hamburg
Rudi Kuntscher, Husum

1. Atmung

1.1. Standardisierte Test-/ Mess-/ Beurteilungsverfahren

Verfahren	Erläuterungen
Lungenfunktionstest	Erfassen statischer und dynamischer Lungenvolumina, der Atemströme, Atemwegswiderstände und der Diffusionsparameter, wie z.B.: ▪ Vitalkapazität (VK) ▪ Atemzugvolumen (AZV) ▪ Forcierte exspiratorische Vitalkapazität (FVK) ▪ Funktionelle Residualkapazität (FRK) ▪ Einsekundenkapazität (ESK) ▪ Maximaler exspiratorischer Fluss (PEF) ▪ Resistance (R) ▪ Atemwegswiderstand (R_{aw}) ▪ Atemfrequenz (AF)
Monitoring	**Atemfrequenz** gemessen über EKG (Respirationskurve) **Herzfrequenz** gemessen über EKG **Blutdruck** invasiv (gemessen über arteriellen Zugang) noninvasiv (gemessen über Manschette)
Blutgasmonitoring	**periphere O_2-Sättigung** Messung des O_2-Sättigungsgrades des Hb über eine Infrarot-Lichtquelle, z.B. am Finger **exspiratorische CO_2-Konzentration** Messung über CO_2-Meßküvette am Beatmungsschlauch, bzw. bei Spontanatmung per Adapter an der Nasenbrille oder Trachealkanüle

Verfahren	Erläuterungen
Respirator	**Beatmungsmodus**, z.B.: ▪ kontrolliert (BIPAP, PCMV, VCMV) ▪ assistiert (BiPAP/ DuoPAP; SIMV/ P-SIMV, ASB, ASV, CPAP) Veränderung von: ▪ Lungenvolumina ▪ Atemfrequenz ▪ Triggerverhalten ▪ FiO_2 ▪ PEEP Anzahl der Spontanatemzüge im Verhältnis zu den vorgegebenen Atemzügen
Bildgebende Verfahren	z.B.: Röntgen Thorax ▪ Thorax Computertomographie ▪ MRT
Borg Dyspnoe Scala	Subjektive Eigen- und Fremdeinschätzung der Atemanstrengung auf einer Scala von: 0 = keine 1 = sehr leicht 2 = leicht 3 = mäßig 4 = etwas stärker 5 = stark 6 = stärker als 5 7 = sehr stark 8 = stärker als 7 9 = sehr, sehr stark 10 = maximal bzw. anhand der Borg Belastungsscala: 11 = gering 13 = erheblich 15 = stark 17 = sehr stark 19 = sehr sehr stark 20 = zu stark, geht nicht mehr
6MWT (6 Minuten Gehtest)	Zur Beurteilung der körperliche Leistungsfähigkeit anhand der in 6 Minuten maximal zurückgelegten Gehstrecke in Metern

1.2. Zusätzliche physiotherapeutische Befunderhebung

Befundkriterien	Erläuterungen
Symptome	Dyspnoe, Schmerzen,...
Psyche	Angst, Panik, Depression,...
Haut/ sichtbarer Befund	Zyanose, Uhrglasnägel, Trommelschlegel
O_2-Bedarf	über Nasensonde, Maske,... (in l/min)
Atemweg	Nase-Mund, Nase, Mund, Tracheostoma
Verhältnis I:E	physiologische Ruheatmung 1 : 2
Atemgeräusche	inspiratorisch und/ oder exspiratorisch
Atem(hilfs)muskeleinsatz	inspiratorisch und/ oder exspiratorisch
Atemanstrengung	objektiv sichtbar
Erfordernisatemmuster	Restriktion, Obstruktion, neuromuskulär...
Husten/ Sekret	produktiv/ unproduktiv, Farbe, Konsistenz,...
Sprechen/ Schlucken	evtl. Hinweis auf Hinzuziehen von Logopädie
Thoraxform	Fassthorax, Skoliose,...
Thoraxbeweglichkeit	durch passive Testung zu beschreiben, ggf. Umfangsmessung
Tonus	v.a. der Atem(hilfs)muskulatur

2. Herz-/ Kreislaufsystem

2.1. Standardisierte Test-/ Mess-/ Beurteilungsverfahren

Verfahren	Erläuterungen
Monitoring	Objektive Kontrollkriterien: ▪ Herzfrequenz (HF) ▪ EKG ▪ Blutdruck (arteriell/RR) ▪ Mitteldruck ▪ Zentral venöser Druck (ZVD) ▪ Atemfrequenz (AF)
Spezifische Untersuchungen/Diagnostik	z.B.: ▪ Koronarangiografie ▪ Herz Ultraschall ▪ Kardio MRT Laboruntersuchung: ▪ Myokardmarker
VAS (Visuelle Analog Scala)	Messung subjektiver Empfindungen (vor allem Schmerz) auf einer Scala von 1 bis 10
NAS (Numerische Analog Scala)	Messung von Intensität und Ausmaß von Schmerz anhand von 0 bis x (maximaler Schmerz)
Borg Scala	Beurteilung des körperlichen Belastungsempfindens: ergibt sich aus HFx0.1= RPE (Received Perception of Excertion) auf einer Scala von 7 bis 20
TUG (Timed up and go)	Testung funktioneller Mobilität/ Gleichgewicht ▪ < 10 Sek → uneingeschränkte Alltagsmobilität ▪ 11-19 Sek → geringe Mobilitätseinschränkung ▪ 20-29 Sek → funktionell relevante Mobilitätseinschränkung ▪ > 30 Sek → ausgeprägte Mobilitätseinschränkung
6MWT (6 Minuten Gehtest)	Siehe Atmung

2.2. Zusätzliche physiotherapeutische Befunderhebung

Befundkriterien	Erläuterungen
Symptome	z.B.: ■ Dyspnoe ■ Schmerzen (Angina Pectoris) ■ Erschöpfungszeichen/ Schwäche ■ Schwindel ■ Orthosympathische Dysregulation (Schwitzen, Blässe...)
Psychische Situation	z.B.: Unruhe, Agitiertheit, Schläfrigkeit...
Sichtbefund	z.B.: ■ Blässe ■ Zyanose ■ Plethora ■ Mitralgesicht ■ Venenzeichnung ■ Mund-Nasen Dreieck ■ Zeichen der Zentralisierung ■ Ödeme
Tastbefund	z.B.: ■ zu Qualitäten der Gewebe, wie muskulärer Hypertonus ■ Ödeme ■ Temperatur/ Feuchtigkeit der Haut/ Akren ■ Pulsqualität

3. Bewegungsapparat

3.1. Standardisierte Test-/ Mess-/ Beurteilungsverfahren

Verfahren	Erläuterungen
Neurologische Standardtests	z.B: • Koordination Finger – Nase • Hacke – Knie • Vorhaltetest • Blickkoordination • Diadochokinese
Spezifische Untersuchungen/ Diagnostik	EMG MRT CT
ROM (Range of Motion)/ Neutralnullmethode	Bewegungsausmaß der Gelenke in Winkelgraden
MFP nach Janda	graduierte Testung der Muskelfunktion (Stufe 0-5)
Kraftmessgeräte	Quantitative Testung der Muskelkraft mittels Kraftmessgeräten z.B. Handdynamometer
Modifizierte Ashwordskala	Beurteilung von Spastik Graduierte Erfassung des Widerstandes bei passiver Bewegung 0 = keine Tonuserhöhung, normal 1 = leichter Widerstand am Ende oder Anfang 1+ = leichter Widerstand bei weniger als 50% des Bewegungsausmaßes 2 = deutlicher Widerstand über 50% des Bewegungsausmaßes 3 = starker Widerstand, passive Beweglichkeit ist erschwert 4 = teilweise eingeschränktes Bewegungsausmaß, Kontraktur
ULNT (Upper Limb Neurodynamic Test)	Manueller Provokationstest der Nerven der oberen Extremitäten
WMFT (Wolf Motor Function Test)	Bewertet die Fähigkeit, die obere Extremität in einfachen oder komplexen Bewegungen bzw. funktionellen Tätigkeiten einzusetzen.

Verfahren	Erläuterungen
MAS (Motor Assessment Scale)	Bewertung der Motorik in verschiedenen Ausgangslagen
DEMMI (de Morton Mobility Index)	Einschätzung der Mobilität in: • nicht möglich • mit Hilfe • selbstständig
Berg – Balance – Scala	Bewertung der Mobilität auf einer Scala von 0-4
RMI (Rivermead Mobility Index)	Klassifikation der Mobilität bzw. deren Einschränkung
PIET (Physiotherapeutische Intensiv – Evaluations – Testung)	Graduierte Beurteilung der Willkürmotorik (Grad 0-4) bis hin zu ADL
TUG (Timed up and go)	siehe Herz-Kreislauf
6 MWT	siehe Atmung

3.3. Zusätzliche physiotherapeutische Befunderhebung

Befundkriterien	Erläuterungen
Mobilisierungsstatus	Beschreibung der möglichen Ausgangsstellungen: RL/SL/BL Bett, Bettkante, Mobilisationsstuhl, Stuhl, Stand, Schritte, Gehen mit Hilfsmittel, freies Gehen, Gehstrecke
Transfers	Grad der notwendigen Unterstützung bei Lage- und Positionswechsel
Einschränkungen der Mobilität	Durch z.B.: ▪ Grunderkrankung ▪ Schmerz ▪ Zu-/ Ableitungen ▪ operative Verfahren und OP-Gebiete, etc.
Beurteilung der Weichteile	Sicht und Tastbefund wie Rötung, Schwellung, Atrophie, etc.
Umfangsmessungen	Messung in Zentimeter
Neurologische Auffälligkeiten	z.B.: Spastik, Rigor, Tremor, Pusher-Symptomatik, Neglect, Hemianopsie

4. Wahrnehmung/ Bewusstsein/ Kommunikation

4.1. Standardisierte Test-/ Mess-/ Beurteilungsverfahren

Verfahren	Erläuterungen
GCS (Glasgow Coma Scale)	Quantitative Beurteilung von Bewusstseinsstörung Scala 1-15
CRS (Coma Remission Scale)	Instrument zur Differentialdiagnostik von Bewusstseinsstörungen bei SHT
RASS (Richmond Agitation Scale)	10 stufige Scala zur Beurteilung der Tiefe einer Sedierung und eines möglichen Delirs von -5 – 0 – +4
CAM-ICU (Confusion Assessment Method)	Monitoring Instrument bei intubierten Patienten zur Beurteilung eines möglichen Delirs
NU-DESC (Nursing Delirium Screening Scale)	Dreistufige Scala zur Feststellung eines Delirs, ≥ 2 entspricht Delir
LCS (Loewenstein Communication Scale)	Auskunft über die Kommunikationsfähigkeit von Patienten im vegetativen Zustand, beurteilt in fünf-stufiger Scala die • Willkürmotorik • Kopf-/ Augenkontrolle • Atmung • Hörfunktion • Sprach- und Verständnisfähigkeit

4.3. Zusätzliche physiotherapeutische Befunderhebung

Befundkriterien	Erläuterungen
Bewusstseinslage	Subjektive Einschätzung des Patienten nach • Orientierung • Interaktion • Kommunikationsfähigkeit • Sedierung/ Analgesierung • Verhalten (Delir)
Oberflächensensibilität	Subjektive, evtl. Dermatom bezogene Einschätzung von Berührungsqualitäten
Tiefensensibilität	Subjektive Beurteilung von Vibrations- und Lageempfinden, Bewegungsempfinden

5. Erfassen der physiotherapeutischen Befunderhebung in ein Köperschema (body chart) mit Hilfe von Symbolen

Lokalisation		Befundparameter (Beispiele)
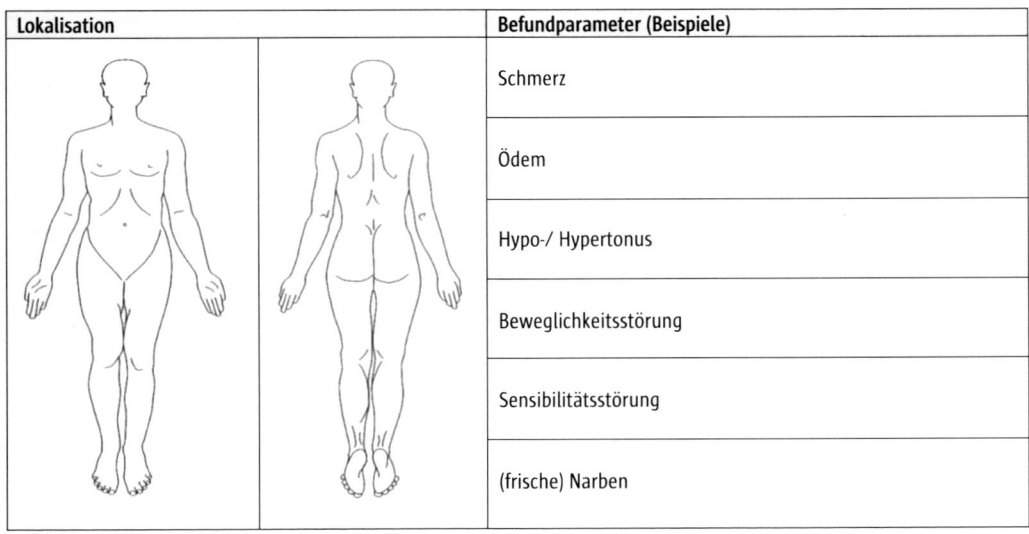		Schmerz
		Ödem
		Hypo-/ Hypertonus
		Beweglichkeitsstörung
		Sensibilitätsstörung
		(frische) Narben

Es besteht die Möglichkeit, bestimmte Symptome mit Hilfe von Symbolen in ein Körperschema einzutragen. Dafür können Plus-/ Minuszeichen (+/-), Schraffuren, Punkte oder auch das Einkreisen von Körperregionen genutzt werden.

III. Prinzipien der physiotherapeutischen Interventionen

1. Atmung

Maria-Theresia Geier, Marie Isabel v. Schweinitz

Vorbemerkungen

Atemtherapie ist bei der Behandlung kritisch kranker Patienten auf Intensivstationen eine der Hauptaufgaben der Physiotherapeuten.

Entscheidend für die Durchführung der Atemtherapie ist dabei zunächst einmal weniger die Primärerkrankung, sondern die aktuelle Indikation für den Aufenthalt des Patienten auf der Intensivstation.

Relevante Parameter zur Auswahl atemtherapeutischer Interventionen ergeben sich aus dem aktuellen Atembefund, der kardiovaskulären Situation, der Einstellung des Respirators, dem Beatmungsprotokoll, der aktuellen medikamentösen Therapie, ggf. der Höhe des intracraniellen Druckes (ICP) und dem Einsatz von Organersatzverfahren.

Für die Wahl der physiotherapeutischen Interventionen ist die Form der Beatmung und nur bedingt die Compliance des Patienten maßgeblich. Die Auswahl der atemtherapeutischen Interventionen richtet sich hauptsächlich nach der Atemform (beatmet/ nicht beatmet), nach der Tiefe der Sedierung und dem Atemwegszugang. Die Wirkung der Maßnahmen hängt von der möglichen Reizaufnahme und Reizverarbeitung ab. Diese kann durch eine Sedierung, aber auch durch neurologische Störungen beeinträchtigt sein.

Generell kann man sagen, dass der kontrolliert beatmete/ sedierte Patient eher **strukturerhaltend** behandelt werden muss, während beim wachen, assistiert beatmeten oder spontanatmenden Patienten die **funktionsfördernden** Maßnahmen im Vordergrund stehen.

Mit der Atemtherapie beim Intensivpatienten kann auf folgende Strukturen/ Funktionen Einfluss genommen werden:

- Lunge (Ventilation, Distribution, Perfusion)
- Atemmuskulatur (Intercostalmuskulatur, Zwerchfell, Atemhilfsmuskulatur, Propriozeptoren)
- Knöcherner Thorax (Thoraxbeweglichkeit)
- Gewebeelastizität am Thorax/ Rumpf (Haut, Muskulatur, Faszien)
- Bauchraum (Ausweichraum der Atmung)
- Atemantrieb (zentraler Atemantrieb, neuromuskuläre Koppelung)
- Herzkreislauf

1.1. Physiotherapeutische Interventionen

Der Schwerpunkt der physiotherapeutischen Atemtherapie liegt in der Homogenisierung der Atmung und der Verbesserung der Ventilation und Perfusion.

1.1.1. Ziele der Atemtherapie auf Intensivstationen

- Verbesserung/ Erhalt der muskuloskelettalen Strukturen des Thoraxes
- Ökonomisierung der Atemarbeit
- Sekretmobilisation, -transport und –elimination
- Optimierung des Sauerstofftransports, Verbesserung des Ventilations-Perfusions-Musters, des pulmonalen Gasaustausches
- Steigerung der Lungenvolumina
- Verhinderung bzw. Therapie von Dys-/ Atelektasen und pulmonalen Infekten
- Unterstützung des Weanings

In der Phase der kontrollierten Beatmung sollte die Erhaltung der muskuloskelettalen Strukturen und die Verbesserung des Ventilations-Perfusions-Musters/ des pulmonalen Gasaustausches im Vordergrund stehen. Bei zunehmender Spontanatmung unter assistierter Beatmung kann bereits die selbstbestimmte Atmung angebahnt und gefördert und damit das Weaning unterstützt werden. Eine ökonomische Atmung sollte beim spontanatmenden Patienten angestrebt werden.

1.1.2. Atemtherapeutische Interventionen auf der Intensivstation

Ziele	Physiotherapeutische Intervention
Verbesserung/ Erhalt der muskuloskelettalen Strukturen des Thoraxes	Gewebetechniken Dehnzüge, Dehnlagerungen Mobilisation der Rippen-Wirbelgelenke, Thoraxmobilisation Indirekte Mobilisation des Thorax durch Bewegung der Extremitäten (weiterlaufende Bewegungen) Mobilisation BWS Thermische Reize

Ökonomisierung der Atemarbeit	Atemtechniken Schulung der Atemkoordination Muskeltraining (Intercostalmuskulatur, Zwerchfell, obere Extremitäten) Entspannung Hustentechniken Lagerungstherapie Atemtrainingsgeräte
Sekretmobilisation, -transport, -elimination	Thoraxmobilisation Vertiefte Inspiration Forcierte Exspiration Hustentechniken Perkussion, Vibration Endotracheale Absaugung Apparative Atemhilfen Lagerung
Optimierung des Sauerstofftransportes Verbesserung des Ventilations-Perfusions-Musters	Atemanregung durch Reize Vertiefte Inspiration Sekretmobilisation und -elimination Lagerungstherapie Endotracheale Sekretabsaugung Atemtrainingsgeräte
Steigerung der Lungenvolumina	Vertiefte Inspiration Bewegung der Extremitäten, vor allem der oberen Extremität Thoraxmobilisation Atemanregung durch Reize
Verhinderung bzw. Therapie von Dys-/ Atelektasen und pulmonalen Infekten	Lagerung/ Drainagelagerungen Vertiefte Inspiration Thoraxmobilisation Endotracheale Absaugung Atemtrainingsgeräte
Unterstützung des Weanings	Atemtechniken Entspannung Lagerungstherapie Atemtrainingsgeräte

1.2. Beschreibung einzelner atemtherapeutischer Interventionen

Alle Interventionen müssen immer der aktuellen Atmungssituation (beatmet/ spontan) und der Bewusstseinslage individuell angepasst werden.

1.2.1. Atemerleichterung

Lagerung der oberen Extremitäten und des Oberkörpers

Lagerung des Patienten sowohl in Rückenlage als auch in der Seitenlage mit erhöhtem Oberkörper. Dabei werden die Arme und Unterarme unter Abnahme der Schwere so unterlagert, dass der Thorax in eine Inspirationsstellung kommt. Das heißt, je nach Beweglichkeit der Schultergelenke, sollten die Arme möglichst weit in die Flexion, Außenrotation und Abduktion gelagert sein. Optimal wäre es, die Hände oberhalb des Kopfes zu lagern. Arme und Thorax müssen gut unterlagert sein.

Lagerung/ Umlagerung

Regelmäßiges aktives oder passives Umlagern und die Lagerung der Patienten in verschiedenen Ausgangsstellungen (z.B. Seitenlage, Bauchlage, 30°-Drehung) verbessert die Atmung.

Vertikalisierung

Aktiver oder passiver Transfer zur Lagerung des Patienten mit erhöhtem Oberkörper mit und ohne Hilfsmittel wie Stehbrett, Herzbettlagerung, Rollstuhl, Sitz an der Bettkante. Das Verändern der horizontalen Ebene ist bei Intensivbetten in der Regel die am einfachsten durchzuführende Maßnahme. Dabei ist darauf zu achten, dass der Bauchraum nicht eingeengt wird.

Wirkung: Durch die Veränderung der Lage können die Widerstände in den Atemwegen gesenkt werden. Die Ventilation und Perfusion werden beeinflusst.

Das Verändern des Körperschwerpunktes und das Andrehen/ Drehen in die Seitenlage bis hin zur Bauchlage, zum Sitz und Stand wirken sich auf die intrathorakalen und abdominalen Druckverhältnisse aus, wie auch auf die Stellung des Diaphragmas. Die Stellung des Thoraxes in den jeweiligen Ausgangsstellungen hat Einfluss auf die Funktionsfähigkeit des Zwerchfells sowie der Inspirationsmuskulatur. Ein erhöhter Oberkörper und die zusätzliche Abnahme der Schwere des Schultergürtels entlasten die Atemmuskulatur.

Die Vertikalisierung des Patienten ohne seine aktive Mitarbeit optimiert nur jene Mechanismen, die durch die Schwerkraft beeinflussbar sind.

Beachte: Sedierung, Hirndruck, Herz-Kreislauf (Katecholamine)

1.2.2. Atemanregung

Bewegung der Extremitäten

Je nach Belastbarkeit, Sedierungstiefe und Bewusstseinslage wird der Patient vom Therapeuten passiv oder assistiv bewegt oder er bewegt sich selbst.

Dabei wird versucht, sich dem Atemrhythmus anzupassen. Die jeweilige Bewegungsrichtung hat keine Relevanz.

Durch Veränderung der Bewegungsfrequenz kann man auf die Atemphasen Einfluss nehmen. Durch Tempowechsel kann die Atmung sowohl angeregt, als auch beruhigt werden. In der Regel versucht man die Inspirationsphase und Endinspirationspause zu verlängern.

Durch das Bewegen können auch bestimmte Atemphasen bewusst gemacht werden.

Vertiefte Inspiration durch akustische, thermische und taktile Reize

Der Patient wird aufgefordert, tief und langsam oder schnüffelnd einzuatmen. Schnüffelndes Einatmen ist auch bei assistierter Beatmung möglich. Bei einem künstlichen Atemwegszugang kann es hierbei zu einer verstärkten mechanischen Reizung der oberen Luftwege kommen. Deshalb ist Vorsicht geboten, um unproduktive Hustenattacken zu vermeiden.

Die Atemanregung kann auch durch taktile Reize wie Dehnungen oder Stimulation von Druckpunkten sowie durch thermische Reize (Kälte kurz, Wärme lang) erfolgen. Taktile Reize (z.B. Vordehnung der Inspirationsmuskulatur am unteren Rippenbogen) und thermische Reize wirken gut am unteren Brustkorb, in den intercostalen Zwischenräumen und auch an definierten Triggerpunkten/ Zonen am ganzen Körper.

Wirkung: Da die Regulationszentren der Atmung und der Motorik im engen Zusammenhang stehen, beeinflussen sie sich gegenseitig. Dies kann therapeutisch genutzt werden, sowohl zur Stimulation als auch zur Beruhigung der Atmung.

Propriozeptoren in der Muskulatur und in deren Sehnen werden durch Bewegung stimuliert und es kommt über den erhöhten Sauerstoffbedarf der Muskulatur zur Ventilationssteigerung.

1.2.3. Verbesserung der Thoraxmobilität

Gewebetechniken

Stimulierung der Druck- und Mechanorezeptoren durch Setzen von Haut- und Bindegewebedehnungsreizen an der Thoraxwand und in den Intercostalräumen.

Diese Dehnreize müssen sehr langsam ausgeführt werden, um wirksam zu sein.

Gewebetechniken sind in jeder Ausgangsstellung und am gesamten Thorax möglich. Besonders effektiv sind sie jedoch an den basalen Thoraxabschnitten, in der Seitenlage und in Verbindung mit Thoraxdehnlagen.

Manuelle Gelenkmobilisation

Bei der manuellen Mobilisation der Schultergelenke, der Schulterblätter in ihren thorakalen Gleitlagern und der Brustwirbelsäule (über die Rotation) werden die Gelenkpartner in Richtung Bewegungsende aktiv, assistiv oder passiv bewegt. Am individuellen Bewegungsende werden sie über einige Atemzüge gehalten. Dies kann in allen Ausgangsstellungen durchgeführt werden, ist aber am effektivsten in der Seitenlage.

Thoraxdehnungen und -lagerung

Dehnung des Thoraxes durch Rotation der unteren gegen die obere Körperhälfte.

Durch zusätzlichen Zug am Becken oder/und unterem Thorax und/oder Lagerung des Armes in Flexion und Abduktion über dem Kopf wird die Dehnung verstärkt. Der Patient kann auch über längere Zeit in dieser Position gelagert werden.

Durch diese Technik ist eine selektive Beeinflussung der Aktivität von Zwerchfell und Intercostalmuskulatur möglich. Sie ist auch bei kontrollierter und bei assistierter Beatmung gut einsetzbar.

Wirkung: Durch die Dehnung werden Gewebewiderstände reduziert und die Durchblutung im Gewebe verbessert. Dadurch wird die Thoraxbeweglichkeit, besonders im unteren Rippenbereich optimiert. Zusätzlich wird durch eine manuelle Gewebereizung über die nervös-reflektorischen Verschaltungen (Eigenreflexbogen der Atemmuskulatur und Propriozeptoren in der Thoraxwand) die Ventilation angeregt.

Ein dehnfähiger Kapsel-Bandapparat lässt bessere und größere Bewegungen zu. Durch die optimierte Beweglichkeit der an der Inspiration beteiligten knöchernen Strukturen (Rippen, Brustwirbelsäule) wird das Ausmaß der Atembewegungen vergrößert, was zu einer verbesserten Ventilation führt. Durch die Rotationslagerung des Thoraxes kann es bei spontaner Atmung/ assistierter Beatmung zu einer vertieften Inspiration und einer Entspannung der Atemmuskulatur und damit zu einer Atemfrequenzsenkung kommen.

1.2.4. Ökonomisierung der Atmung

Verbesserung der Atemkoordination

Zur Verhinderung bzw. Behandlung einer wenig effektiven (unökonomischen) Atmung können Techniken der Atemwahrnehmung, der Lagerung, des endinspiratorischen Holds und Inspirations-/ Exspirationstechniken eingesetzt werden. Am effektivsten ist es diese Techniken zu kombinieren.

Beachte: Bei erhöhtem intraabdominalen Druck kann der Patient nicht ökonomisch atmen, da ihm der notwendige Ausweichraum für das Zwerchfell im Bereich des Abdomens fehlt.

Liegt die Ursache für den erhöhten abdominalen Widerstand in einer Trägheit des Darmes, so kann u.a. diese durch eine Colonmassage verbessert werden.

Inspirationstechniken (z.B. Atemwahrnehmung, Kontaktatmung, Atemlenkung, Atemvertiefung)

Durch einen taktilen Reiz am thorako-abdominalen Übergang soll der Patient seine Atembewegung wahrnehmen und lernen, diese gezielt zu modifizieren.

Wichtig ist hierbei, dass der Therapeut dem Patienten Zeit und Ruhe für die Atemwahrnehmung lässt. Die Atemwahrnehmung kann durch thermische/ taktile Reize oder verbale Aufforderungen verstärkt werden.

Diese Maßnahmen sind auch bei assistierter Beatmung je nach Bewusstseinslage des Patienten einsetzbar.

Wirkung: Durch Konzentration auf die Atmung und verbesserte Körperwahrnehmung kann es sowohl reflektorisch als auch bewusst zu einer allgemeinen Entspannung und/ oder einer Aktivierung der Atmung kommen. Daraus resultiert eine Atemvertiefung, besonders in die basalen Lungenabschnitte. Verbesserte Atemkoordination bewirkt eine ökonomischere Atmung und eine bessere Ausnutzung der Ressourcen des Patienten.

Exspiratorische Techniken (z.B. Lippenbremse, PEP-Atmung)

Langsames bewusstes Ausatmen, taktil geführt unter keiner oder nur sehr geringer Kompression des unteren Thoraxes, unterstützt durch verbale Aufforderung und phonische Laute, die akustisch oder pantomimisch vermittelt werden. Bei Patienten mit künstlichem Atemwegszugang nur bedingt einsetzbar.

Eine weitere Technik bei spontan atmenden Patienten ist das langsame bewusste Ausatmen gegen die halbgeschlossenen Lippen (Lippenbremse oder PEP-Atmung).

Beachte: Phonische Techniken sind nicht bei künstlichem Atemwegszugang einsetzbar (Ausnahme: Trachealkanülen mit Phonationsventilen oder Fensterung)

Wirkung: Der intrathorakale Druckabfall bei der Ausatmung wird verlangsamt, dadurch wird einem Kollabieren der kleinen Atemwege vorgebeugt (Verhinderung des air-trapping). Zusätzlich werden die Atemwege länger offen gehalten. Dadurch kann das Sekret besser transportiert werden.

Entspannung

Es besteht ein enger Zusammenhang zwischen einer ökonomischen Atmung und der psychischen Verfassung des Patienten. Je angespannter der Patient ist, desto angestrengter wird auch seine Atmung sein.

Mit einer Reihe von Entspannungsverfahren kann man auch beim Intensivpatienten gut auf die Atmung einwirken und sie so optimieren.

Interventionen sind z.B.:

- Milde Wärmeanwendungen (warme Tücher)
- Muskelentspannung durch langsames passives Bewegen, Lagern und Ausstreichen der Extremitäten
- Muskelentspannung mittels klassischer Massage
- Vibrationsmassage mittels Gerät (Vibrax®)
- Konzentration auf den Atemvorgang
- Schüttelungen

Wirkung: Durch Entspannungstechniken kann der Sympathikotonus gedämpft werden.

Sie bewirken eine Reduktion des Skelettmuskeltonus und wirken damit auch auf das cardiopulmonale System entspannend.

1.2.5. Sekretmobilisation, -transport und -elimination

Sekretmobilisation und -transport

Vertiefte Inspiration

Eine Sekretmobilisation kann durch alle Interventionen, die zu einer vertieften Inspiration führen, bewirkt werden (z.B. vertiefte Inspirationszüge, endinspiratorischer Hold, taktile und thermische Reize, Entspannungstechniken, phonische Übungen, Thoraxstretch, Thoraxkompression, Einsatz von Atemhilfsgeräten).

Unterstützt wird die Sekretmobilisation durch Umlagerungen.

Hilfreich ist auch die Detonisierung der Thorax- und Schultergürtelmuskulatur durch z.B. milde Wärme, Massage, Vibrationen. Auch eine aktive Entspannung der entsprechenden Muskulatur führt zu einer ökonomischeren Atmung und damit über eine vertiefte Inspiration zur Sekretmobilisation.

Kann der Patient in keiner Weise aktiv zur Sekretmobilisation beitragen, so ist diese nur durch Lagerung/ Umlagerung im Sinne der passiven Drainage oder durch Thoraxmobilisation möglich.

Beachte: Die Thoraxkompression ist nicht mit der Kontaktatmung identisch. Die Kontaktatmung wird aber häufig in Kombination mit einer Kompression des unteren Thoraxes während der Exspirationsphase zur Sekretmobilisation und zum Sekrettransport angewandt. Thoraxkompressionen in der Exspirationsphase sollten nur sehr dosiert eingesetzt werden, da für die folgende Inspirationsphase von der Inspirationsmuskulatur erheblich mehr Kraft aufgebracht werden muss. Dies kann zu einer Überforderung einer schon teilweisen insuffizienten Inspirationsmuskulatur führen (Atemmuskelermüdung). Besonders in der Weaningphase ist das zu beachten, damit der Patient sich nicht erschöpft.

Thoraxkompressionen zur Sekretmobilisation und zum Sekrettransport sollten auch nur sehr dosiert und abhängig vom PEEP eingesetzt werden. Bei einem PEEP > 10mbar ist eine Thoraxkompression nicht mehr sinnvoll.

Wirkung: Durch Inspirationstechniken werden Kaliberschwankungen in den kleinen Atemwegen erzeugt, die das Sekret mobilisieren. Die eingeatmete Luft hinterwandert das gelöste Sekret und transportiert es bei der nächsten Exspiration in Richtung Hauptbronchus. Dadurch wird der Hustenreflex aktiviert und das Sekret kann durch einen effektiven Hustenstoß nach oben befördert werden. Ist der Hustenreflex z.B. durch Sedierung, Relaxierung, künstlichen Atemwegszugang oder muskuläre Schwäche in seiner Funktion beeinträchtigt, muss das Sekret endotracheal abgesaugt werden.

Drainagelagerung

Die Lagerung des Patienten wird unter Einsatz von Lagerungsmaterial und/ oder der Betteinstellung so vorgenommen, dass der zu drainierende Lungenabschnitt höher liegt als der Hauptbronchus. Die Positionen sollten mindestens 3-15 Minuten beibehalten werden und nicht mehr als zwei Areale nacheinander drainiert werden. Dies ist für viele Lungenabschnitte nur bei cardial und neurologisch stabilen Patienten möglich.

Wirkung: Durch Auswahl der entsprechenden Ausgangsstellung wird der Sekretabtransport durch die Schwerkraft unterstützt.

Vibrationen und Perkussionen

Vibrationen sind grob-/ feinschlägige und hoch-/ niederfrequente manuelle (flache Hand oder Fingerspitzen) oder maschinelle Erschütterungen des Thoraxes.

Grobschlägige/ hochfrequente Vibrationen sollten bei einer Frequenz zwischen 30 und 60 Hz liegen und mindestens über 5-10 Minuten angewandt werden um eine Wirkung zu erzielen. Feinschlägige/ niederfrequente Vibrationen sollten in ihrer Frequenz um die 5 Hz liegen.

Das Gleiche gilt für die Perkussionen, die mit der hohlen Hand ausgeführt werden.

Die optimale Frequenz zur Sekretmobilisation liegt zwischen 12 und 17 Hz.

Wirkung: Frequenzen zwischen 30 und 60 Hz wirken tonussenkend auf die Muskulatur. Vegetativ beruhigend wirken Erschütterungen mit Frequenzen um 5 Hz.

Die Erschütterungen mit einer Frequenz von 12-17 Hz sollen sich von der Thoraxwand in die Tiefe des Lungengewebes fortsetzen und dort über die entstehenden Scherkräfte die Adhäsion des Sekretes an den Wänden der kleinen Lungenwege verringern und somit einen besseren Transport des Sekretes bewirken.

Ob die Sekretmobilisation durch äußerlich angewandte manuelle/ maschinelle Vibrationen und Perkussionen am Thorax beeinflusst werden kann, ist umstritten. Zudem ist die Erzeugung der jeweils richtigen Frequenzen extrem vom motorischen Geschick des Therapeuten abhängig. Auch die häufig verwendeten Vibrationsgeräte erzeugen nicht die notwendigen Frequenzen.

Sekretelimination

Hustenhilfen

Fixation des Thoraxes und gegebenenfalls Kompression in die Exspiration (abhängig vom PEEP) sowie der unteren Rumpfmuskulatur mit Hilfe eines Tuches (Atemtuch, Bauchbinde), der Hände des Therapeuten, der Hände des Patienten oder eines Kissens/Polsters als Hilfe.

Bei neurologischen Patienten mit Schwächen oder Lähmungen der Ausatemmuskulatur hat sich besonders das Atemtuch als Hilfsmittel beim Abhusten bewährt.

Bei Thorakotomien oder Laparotomien hilft gegen Schmerzen beim Husten ein Kissen auf dem Sternum oder dem oberen Bauchraum.

Husten gegen eigene oder fremde Stenose

Um effektiver abhusten zu können, ist ein schneller Druckabfall in den Bronchien zu vermeiden. Hierzu soll der Patient gegen eine Stenose (geschlossene Lippen, enge/ fest vorgehaltene Hand) dosiert husten. Der Patient soll - wenn es ihm möglich ist - den Hustenstoß erst dann zulassen, wenn er das Sekret in der Trachea spürt. Diese Technik ist bei Reizhusten und Patienten mit Trachealkanülen gut anwendbar.

Hustenprovokation (Huffing)

Diese Technik kann eingesetzt werden, wenn sich das Sekret bereits in der Trachea befindet und der Patient nicht abhustet, z.B. auf Grund neuromuskulärer Schwäche oder Angst vor Schmerzen beim Abhusten.

Die Exspiration erfolgt auf ein stark betontes „huff" (Sekret in den großen Atemwegen ein kurzes „huff"/ Sekret in den kleinen Atemwegen ein langes „huff").

Bei Sensibilitätsstörungen und mangelnder Vigilanz ist diese Technik nicht durchführbar.

Bewusstes Abhusten

Nach einer tiefen Inspirationsphase wird der endinspiratorische Hold (kontinuierliches Einatmen, kein Luftanhalten!) eingeleitet. Die sich daran anschließende Exspirationsphase soll zum Ende hin vorsichtig durch die Exspirationsmuskulatur aktiv forciert werden. Erst wenn das Sekret im oberen Bereich des Hauptbronchus spürbar ist, soll es mit 1-2 effektiven Hustenstößen über die Mundhöhle eliminiert werden.

Diese Technik ist bei einer teilweisen insuffizienten Inspirationsmuskulatur mit Vorsicht einzusetzen, da der Hustenvorgang den Patienten schnell erschöpfen kann.

Unterstützend können hierbei die Lippenbremse und PEP-Geräte eingesetzt werden.

Bei fehlendem Hustenstoß kann durch oropharyngeales Absaugen von geübter Hand ein Hustenreiz stimuliert werden (Beachte: kann zum Erbrechen führen!). Auch durch dosierte Fingerkuppenstreichungen und feine Vibrationen zwischen Jugulum und Ringknorpel kann ein Hustenreiz ausgelöst werden.

Eine Kombination ausbewusstem Abhusten, manueller Thoraxkompression und Lagerung wird als autogene Drainage bezeichnet.

Beachte: Techniken zur Sekretelimination sollten immer mit erhöhtem Oberkörper durchgeführt werden.

Bei Somnolenz, fehlendem Glottisschluss, Recurrensparese, Paresen der unteren Rumpfmuskulatur (v.a. der Bauchmuskeln) und Schmerzen kommt es zu einer Verminderung des notwendigen Druckaufbaus.

Bei Patienten mit Trachealkanüle kann es durch den mechanischen Reiz schnell zu einem unproduktiven Reizhusten kommen.

Verstärktes Husten kann bei einem instabilen Bronchialsystem zum Kollabieren der Bronchiolen führen. Sowohl eine Optimierung des Druckaufbaus vor dem Hustenstoß, als auch ein dosierter intrathorakler Druckabfall (exspiratorische Stenose) während des Hustenstoßes kann das Kollabieren der kleinen Atemwege (air-trapping) verhindern. Die Atemwege können so länger weit gehalten und das Sekret besser in die großen Atemwege transportiert werden.

Kurze Hustenstöße oder forciertes Ausatmen mit geringem Druckaufbau zur Sekretelimination sind nicht so ermüdend, reizen das Brochialsystem weniger und sind produktiver.

Eine ermüdete/ insuffiziente Inspirationsmuskulatur kann unter Umständen nach einem Hustenmanöver nicht genügend Kraft für eine weitere effektive Inspiration aufbringen. Daher sollte das Sekret in dem Fall endotracheal abgesaugt werden, bevor die Inspirationsmuskulatur sich vollständig erschöpft.

Wirkung: Durch eine tiefer werdende Inspiration entstehen Bronchialkaliberschwankungen, die zum Sekretabriss führen. Beim endinspiratorischen Hold verteilt sich das Atemgas gleichmäßig in den kleinen Atemwegen und das dort an den Wänden haftende Sekret kann sich besser lösen. In der darauffolgenden Exspirationsphase wird das gelöste Sekret in Richtung Hauptbronchus transportiert und über den ausgelösten Hustenreiz eliminiert.

Voraussetzung für ein effektives Abhusten ist eine schnelle, tiefe Inspirationsphase, bei der die Exspirations-(Husten-)muskulatur vorgedehnt wird und so die Kraft entwickelt, mit der das Sekret über die Mundhöhle eliminiert werden kann. Notwendig ist hierbei der Glottisverschluss bei spontan atmenden Patienten. Bei Patienten mit künstlichem Atemwegszugang ist der Glottisverschluss nicht möglich. Hier kann der Druckaufbau durch ein kurzes Zuhalten des künstlichen Atemweges erreicht und damit ein kräftigerer Hustenstoß provoziert werden.

Außerdem ist es wichtig, dass sich die gesamte untere Rumpfmuskulatur maximal kontrahierten kann, um einen optimalen Druckaufbau zu gewährleisten. Dieser intrathorakale sowie abdominale Druck liegt beim Gesunden um die 300mmHg.

Bei diesem Druckaufbau wird die Pars membranacea der Trachea eingestülpt und der Bronchialquerschnitt bis zu einem Sechstel verringert. Dadurch entwickelt sich ein turbulenter Luftstrom, der eine Geschwindigkeit von bis zu 280 km/h erreichen kann und das Sekret aus den Atemwegen katapultiert.

1.2.6. Aparative Atemhilfen

Apparative Atemhilfen werden zur Ventilationsverbesserung, zur Sekretmobilisation und zum Training der Atemmuskulatur eingesetzt.

Zur Ventilationsverbesserung eingesetzt, dienen sie der alveolären Expansion, d.h. der Homogenisierung der Ventilation (gleichmäßige Belüftung aller Alveolen).

Unterstützt werden soll eine langsame vertiefte Inspiration mit einer endinspiratorischen Pause, um die Alveolen möglichst lange offen zu halten und die funktionelle Residualkapazität zu vergrößern.

Zur Sekretmobilisation/ zum Sekrettransport eingesetzte apparative Atemhilfen beabsichtigen neben der Mobilisation des Sekretes durch die verstärkten Kaliberschwankungen der Bronchiolen vor allem die Verhinderung des bronchiolären/ alveolären Atemwegskollapses durch einen dosierten Exspirationsflow.

Alle Geräte können bereits in der Weaningphase am künstlichen Atemwegszugang mit entsprechenden speziellen Adaptern bzw. Maske eingesetzt werden und beugen, mit Ausnahme des Totraumvergrößerers, einem Atemwegskollaps vor.

Sie ergänzen und unterstützen die Atemtherapie.

Die Einstellung der Geräte und Dauer der Anwendung sollte bei allen Intensivpatienten immer individuell nach Befund vorgenommen werden.

Geräteübersicht

Gerät	Vigilanz/ Kooperation notwendig	Eigene Muskelarbeit notwendig	Ventilation = V Sekretmobilisation =S	Besonderheiten
IPPB	Nein	Sehr wenig	V/ S	Anwesenheit eines Therapeuten notwendig
CPAP	Nein	Wenig	V	Hyperkapnie möglich
SMI	Ja	Ja	V	Muskelermüdung
Giebelrohr	Nein	Ja	V/S	Hyperkapnie möglich
Percussionsgeräte	Nein	Wenig	S	Einstellung durch Therapeuten/ Pflege
PEP-Geräte	Ja	Ja	S	Muskelermüdung
EzPAP	nein	wenig	V/ S	Einstellung durch Therapeuten/ Pflege
IMT-Geräte	Ja	Ja	V	Muskelermüdung Einstellung/ Dosierung durch Therapeuten

Geräte zur Ventilationsverbesserung

IPPB (Intermittent Positive Pressure Breathing)

IPPB-Geräte sind druckgesteuerte Atemtherapiegeräte. Durch die Einatemaktivität triggert der Patient das Gerät und löst so eine Überdruckbeatmung aus. Das Gerät ventiliert die Lunge bis zum vorgewählten Beatmungsdruck. Der vorgewählte Beatmungsdruck kann durch einen variablen Luftstrom (Flow) erreicht werden. Die Exspirationsphase erfolgt mit oder ohne Stenose (geräteabhängig). Bei Einsatz des Ausatemwiderstandes baut sich der intrathorakale Druck langsam ab. Zusätzlich können Sauerstoff oder Aerosole (geräteabhängig) verabreicht werden.

Indikationsstellung, Geräteeinstellung und Verabreichung von Aerosolen/ Sauerstoff erfolgen auf ärztliche Anordnung.

Der Vorteil der IPPB-Anwendung liegt in einer optimierten Ventilation der Lunge, auch wenn der Patient wenig Kraft aufwenden kann. IPPB-Geräte werden sowohl zur Prophylaxe, zur Behandlung von Dystelektasen, Atelektasen und Pneumonien, als auch zur erleichterten Atemvertiefung und Sekretmobilisation/ zum Sekrettransport bei spontanatmenden Patienten eingesetzt.

CF-CPAP (Continuous Flow/ Continuous Positive Airway Pressure)

Durch einen positiven Atemwegsdruck während des gesamten Atemzyklus (Verschiebung der Atemmittellage in den positiven Bereich) kann das Kollabieren oder Verkleben der Alveolen verhindert werden. Der positive Druck erleichtert dem Patienten die Inspiration, während er bei der Exspiration gegen einen dosierten Widerstand ausatmen muss (PEEP).

Einsatz zur Verbesserung der Oxygenierung und Erleichterung der Atemmuskelarbeit, zur Prophylaxe von Dys-/ Atelektasen und zur Vermeidung einer erneuten Beatmungspflicht.

EzPAP® (Positive Airway Pressure System)

Die Wirkweise und der Einsatz entsprechen dem des CPAP, nur dass der Druck nicht maschinell erzeugt, sondern mit Hilfe des Coanda Effekts (erhöhter Flow) generiert wird. Der mit Hilfe von Druckluft (Basiswert 5l/min) erzeugte Flow wird durch die Bauweise des Gerätes auf das 3-4-fache verstärkt. Der dadurch entstehende Widerstand in der Lunge erzeugt den PEEP. Es kann zusätzlich O_2 angeboten werden. Zur Ersteinstellung wird als Richtwert der exspiratorische Druck mit Hilfe eines Manometers gemessen und dann entsprechend der Flow eingestellt.

Es können sowohl Mund-Nase-Maske als auch Mundstücke verwendet werden. Der Anschluss an eine Trachealkanüle erfolgt mittels Winkelkonnektor und Filter.

EzPAP hat sich besonders zur Förderung der vertieften Inspiration und bei der Eröffnung von Dys-/ Atelektasen bewährt oder nach Inhalation zur effektiveren Sekretmobilisation. Patienten erleben das EzPAP im Gegensatz zur CPAP-Anwendung als weniger invasiv. Dadurch ist die Akzeptanz des Gerätes größer.

SMI (Sustained Maximal Inspiration oder Incentive Spirometer), z.B. Mediflo®, Coach®

Durch das langsame und gehaltene Einatmen wird ein Strömungsmuster begünstigt, das die Atemgase gleichmäßig in der Lunge verteilt. Die unterschiedlichen Atemwegswiderstände werden besser überwunden und starke Turbulenzen vermieden. So kann ein Kollaps der Alveolen verhindert, die kleinen Atemwege besser offen gehalten und/ oder minderbelüftete Alveolen besser belüftet werden. Das bewusste Atemhalten am Ende der Inspiration mit offener Stimmritze ist wesentlich günstiger als das Anhalten des Atems mit geschlossener Stimmritze (Umkehr des intrapulmonalen Druckes).

Man unterscheidet zwischen flow-orientierten und volumen-orientierten Geräten.

Eingesetzt wird das Gerät bei allen restriktiven Ventilationsstörungen zur Anhebung der funktionellen Residualkapazität.

Wird ein Gerät bei einem Patienten mit Trachealkanüle eingesetzt, so muss es die Exspiration durch das Gerät zulassen.

Totraumvergrößerer, z.B. Giebelrohr

Durch die Erhöhung des Totraumvolumens erhöht sich infolge der Rückatmung zunächst der Kohlendioxidpartialdruck (pCO₂). Dies führt zu einer Stimulierung des Atemzentrums und bewirkt eine Vertiefung der Atmung. Es wird vorrangig das Atemzugvolumen gesteigert. Eine endinspiratorische Pause ist dabei nicht vorgesehen.

Eingesetzt werden kann das Gerät zur Ventilationssteigerung (2-4 Ansatzstücke), aber auch zur Sekretmobilisation und zum Atemmuskeltraining (3-6 Ansatzstücke).

Geräte zur Sekretmobilisation

Intrapulmonale Percussionsgeräte, z.B. Solvet®

Durch die Erzeugung eines hochfrequenten pulsierenden Gasstroms entstehen Schwingungen, die sich intrapulmonal fortsetzen und eine abklopfende, sekretlösende Wirkung haben. Die erzeugten Schwingungen wirken sich auch auf die Viskosität des Sekretes aus und verflüssigen dieses. Dieses verflüssigte Sekret kann leichter abgesaugt oder abgehustet werden. Der intrapulmonale Druck bleibt konstant bei 2-5mbar. Auf ärztliche Anordnung können Sauerstoff oder sekretlösende Medikamente zugeführt werden.

Geeignet für stark verschleimte Patienten mit insuffizientem Hustenstoß, bzw. wenn deren Lunge nicht zusätzlich gebläht werden sollte (COPD, Lungenemphysem, bei Lungenteilresektion zur Schonung der Anastomosen).

PEP-Geräte (Positive Exspiratoric Pressure) mit Druckschwankungen, z.B. Flutter®, EOS®, Cornet®

Niederfrequente Schwingungen, die z.B. durch das Rollen einer Kugel in einem Trichter entstehen, bewirken wechselnde Mund- und Bronchialdrücke, wodurch das Sekret mobilisiert wird. Die leichte Erhöhung des intrabronchialen Druckes wirkt dem Bronchialkollaps entgegen. Ein unproduktiver Hustenreiz soll gedämpft werden.
Einige Geräte können mit einer klassischen Inhalationstherapie mittels Druckluft kombiniert werden.
Eingesetzt zur Sekretmobilisation und zum Sekrettransport bei Erkrankungen mit instabilem Bronchialsystem.

PEP-Geräte ohne Druckschwankungen, z.B. Y-Trainer®, Mediflo duo®

Förderung der exspirationsunterstützenden Muskulatur und Tonisierung instabiler Atemwege durch Ausatmung gegen eine periphere Stenose, die variabel einzustellen ist, um den intrabronchialen Druck zu steigern. Der Druck ist optimal, wenn der Patient mühelos mehrere Atemmanöver durchführen kann. Einige Geräte verfügen auch über ein Druckmanometer, mit dem der Ausatemdruck genau bestimmt werden kann. Zur Druckmessung ist der komplette Mundschluss notwendig.
Die Wirkung entspricht der dosierten Lippenbremse.
Beachte: Geräte, die keinen intrapulmonalen positiven Druck aufbauen, verlängern den Atemweg, d.h. sie erhöhen den Totraum und erfordern damit mehr Atemarbeit. Deshalb ist auf eine mögliche Atemmuskelermüdung unbedingt zu achten.

Geräte zur Kräftigung der Atemmuskulatur

IMT-Geräte (Inspiratory Muscle Trainer), z.B. Spiro-Tiger®, Threshold®, Powerbreathe®

Geräte zur Verbesserung von Kraft und Ausdauer der Inspirationsmuskulatur, die durch ein Erschweren der Einatmung und/ oder einen Widerstand bei der Ausatmung die Atemmuskulatur trainieren (konzentrisch/ exzentrische Muskelarbeit). Voraussetzung hierfür ist eine intakte neuro-muskuläre Funktion. Der Trainingseffekt stellt sich durch die Wiederholungen und die damit erreichte Superkompensation ein.

Literatur

Bourdin G et al.: The feasibility of early physical activity in intensive care unit patients. Respir. Care 2010; 15: 400-407
Burtin C, Clerckx B, Robbeets C, Ferdinande P, Langer D, Troosters T, Hermans G, Decramer M, Gosselink R: Early exercise in critically ill patients enhances short-term functional recovery Critical Care Medicine Sep 2009; 37(9): 2499-2505
Chang A et al.: Ventilatory effects of neurophysiological facilitation and passive movement in patients with neurological injury. Aust J Physiother 2004, 48(4): 305-310
Chang A et al.: Standing with the assistance of a tilt table improves minute ventilation in chronic critical ill patients. Arch Phys Med Rehabil Dec 2004; 85(12): 1972-1976

Ciro S et al.: Muscle retraining in ICU Patient Monaldi Arch Chest Dis. 2003 Oct-Dec; 59(4): 300-303

Burchardi H., Larsen R., Marx G., Muhl E.: Die Intensivmedizin Springer-Verlag, Berlin, Heidelberg Feb. 2011

Burchardi H., Larsen R., Marx G., Muhl E., Klinikmanual Intensivmedizin Springer-Verlag Berlin, Heidelberg Mai 2011

Ehrenberg H: Atemtherapie in der Physiotherapie/ Krankengymnastik. 2. Auflage, Pflaum Verlag, München 2001

Elliot L et al.: Effect of posture on levels of arousal and awareness in vegetative and minimally conscious state patients: a preliminary investigation. Journal of Neurology and Neurosurgery and Psychiatry 2005, 76: 298-299

Freiling M: Ist-Zustand der Physiotherapie auf deutschen Intensivstationen. Intensivmed 2004, 41: 54-63

Friedrich O, Hund E: Critical illness myopathie bei IST-Patienten. Anaesthesist 2006, 55: 1271-1280

Gärtner U, Roth G: Physiotherapie in der Intensivmedizin. Pflaum Verlag, München 2000

Göhring H: Atemtherapie-Therapie mit dem Atem. Thieme, Stuttgart, New York 2001

Grosselink R et al.: Physiotherapy for adult patient with critical illness: recommendations of the European Respiratory Society and the European Society of Intensive Medicine Task Force on Physiotherapy for Critically Ill Patients. Intensive Care Med. Jul 2008 (7): 1188-1199

Gutenbrunner C, Weimann G: Krankengymnastische Methoden und Konzepte. Springer-Verlag, Berlin, Heidelberg, New York 2003

Koch SM et al.: Effect of passive range of motion on intracranial pressure in neurosurgical patients. J Crit. Care 1996, 11: 176-179

Kress JP: Clinical trials of early mobilization of critically ill patients. Crit Care Med 2009, 37: 442-447

Leitlinie (S2e) der Deutschen Gesellschaft für Anästhesiologie und Intensivmedizin (DGAI): Lagerungstherapie zur Prophylaxe oder Therapie von pulmonalen Funktionsstörungen. Anästh Intensivmed 2008, 49: 1-24

Leitlinie der Deutschen Atemwegsliga und der Deutschen Gesellschaft für Pneumologie und Beatmungsmedizin zur Diagnostik und Therapie von Patienten mit chronisch obstruktiver Bronchitis und Lungenemphysem, Sonderdruck Georg Thieme Verlag KG, Stuttgart 2007

Lippert-Grüner M: Frühstimulation. Ein multimodaler Therapieansatz in der Behandlung mit Komapatienten. Pflaum Verlag, München, 2002

Malkoc M, Karadibak D, Yildirim Y: The effect of physiotherapy on ventilatory dependency and the length of stay in an intensive care unit. International Journal of Rehabilitation Research Mar 2009; 32(1): 85-88

McWilliams DJ, Pantelides KP: Does physiotherapy led early mobilisation affect length of stay on ICU? ACPRC Journal 2008 (40), 5-11

Morris PE, Goad A, Thompson C, Taylor K, Harry B, Passmore L, Ross A, Anderson L, Baker S, Sanchez M, Penley L, Howard A, Dixon L, Leach S, Small R, Hite RD, Haponik E: Early intensive care unit mobility therapy in the treatment of acute respiratory failure. Crit Care Med. Aug 2008; 36(8): 2238-2243

Nava S, Piaggi G, De Mattia E, Carlucci A: Muscle retraining in the ICU patients. Minerva Anestesiol. May 2002; 68(5): 341-345

Needham DM, Truong AD, Fan E: Technology to enhance physical rehabilitation of critically ill patients. Crit Care Med. Oct 2009; 37(10 Suppl): 436-441

Needham DM: Mobilizing patients in the intensive care unit: improving neuromuscular weakness and physical funktion. JAMA 2008, 300: 1685-1690

Norrenberg M et al.: Oxygen consumption can increase during passive leg mobilization. Intensiv Care Med 1995, 21: 177

Oczenski W, Andel H, Werba A: Atem-Atemhilfen. 7. Auflage, Georg Thieme Verlag KG, Stuttgart, New York 2006

O'Connor ED, Walsham J: Should we mobilise critically ill patients? A review. Crit Care Resusc. Dec 2009; 11(4): 290-300

Pfausler B: Neuromuskuläre Symptome bei ITS-Patienten. Intensiv-News, Ausgabe 6, 2003

Pfeifer K, Sudeck G, Brüggemann S, Huber G: Bewegungstherapie in der medizinischen Rehabilitation – Wirkungen, Qualität, Perspektiven. Die Rehabilitation, Ausgabe 4, 224-236, 2010

Rockmann F: Taschenbuch Monitoring Intensivmedizin, 2. Auflage, Medizinisch Wissenschaftliche Verlagsgesellschaft Berlin, 2011

Schenker A: Analytische Atemtherapie Untersuchung, Analyse und Behandlung in der Atemtherapie Verlag: Edition Phi 2000

Schweickert WD, Pohlman MC, Pohlman AS et al.: Early physical and occupational therapy in mechanically ventilated, critically ill patients: a randomised controlled trial. Lancet 2009, 373: 1874-1882

Skinner EH, Berney S, Warrillow S, Denehy L: Development of a physical function outcome measure (PFIT) and a pilot exercise training protocol for use in intensive care. Crit Care Resusc. Jun 2009; 11(2): 110-115

Storch Ej, Kruszynki DM: From rehabilitation to optimal function: role of clinical exercise therapy Crit Care Med. Aug 2008; 14(4): 451-455

2. Herz-/ Kreislaufsystem

Kathrin Stöver

Vorbemerkungen

Grundsätzlich ist das Ziel physiotherapeutischer Behandlungen Primärschäden mittels physiotherapeutischer Interventionen zu beeinflussen, Sekundär- bzw. Tertiärschäden (z.B. Pneumonien oder Leistungsabbau der Patienten) zu vermeiden bzw. gleichermaßen darauf Einfluss zu nehmen, dass die körperliche Leistungsfähigkeit der Patienten in Abhängigkeit ihrer Belastbarkeit erhalten bzw. gesteigert werden kann.

Der Status quo des Herz-/Kreislaufsystems bestimmt die Wahl und die Wirksamkeit physiotherapeutischer Interventionen. Vice versa haben alle physiotherapeutischen Interventionen Einfluss auf das Herz-/ Kreislaufsystem, so dass dieses im Zentrum physiotherapeutischer Aufmerksamkeit und physiotherapeutischen Wirkens steht.

Entscheidend für die Wahl der Interventionen ist dabei, ob eine (diagnostizierte) Herz-/ Kreislauferkrankung im Sinne der Primärerkrankung oder eine Dysfunktion des Herz-/ Kreislaufsystems als Begleiterkrankung infolge eines akuten Ereignisses vorliegt.

Zur Kategorisierung und Behandlungsoptimierung bietet sich eine Phaseneinteilung an.

- keine bis geringe Belastbarkeit (strenge Bettruhe)
- zunehmende Belastbarkeit (aufgelockerte Bettruhe)
- Stabilisierung (aufgehobene Bettruhe)

Gemäß der physiotherapeutischen Befunderhebung orientiert sich die physiotherapeutische Behandlungsstrategie unter Berücksichtigung aller Kontraindikationen und relevanter Vorerkrankungen in der Wahl der physiotherapeutischen Interventionen am aktuellen Zustand des Patienten. Zudem spielen Alter und Allgemeinzustand (im Vorfeld der akuten Erkrankung) des Patienten und die als mittelfristig zu betrachtenden Ziele im Sinne der ADLs eine wesentliche Rolle.

Zu beachten sind:

- Medikation (hier insbesondere mit kreislaufaktiver Wirkung)
- Hämodynamischer Zustand, Herzrhythmus
- Organfunktion und ggf. Organersatzverfahren (insbesondere Kreislauf unterstützende Systeme)
- Schrittmacher/ Defibrillatoren

2.1. Kontrollkriterien/ Parameter

Während der Behandlung sind objektive und subjektive Kontrollkriterien bzw. Parameter zu bewerten. Durch physiotherapeutische Maßnahmen können beeinflusst werden (rot = beeinflußbar; blau = relativ beeinflußbar):

Objektive Kontrollkriterien/Parameter

- Blutdruck
- Herzfrequenz
- Atmung/ Atemfrequenz
- Temperatur
- Myokardmarker

Graduierbare subjektive Kontrollkriterien

- Bewusstseinszustand
- Schmerz (z.B. Angina Pectoris)
- Dyspnoe (Zyanose?)

Subjektive Kontrollkriterien

- Psychische Reaktionen/ Verhalten
- Erschöpfungszeichen/ Schwäche
- Schwindel
- Orthosympathische Dysregulationen (Schwitzen, Blässe)

2.2. Ziele und Interventionen im Rahmen eines Phasenmodells

Keine bis geringe Belastbarkeit (strenge Bettruhe)

Behandlungsziele	Therapeutische Interventionen	Bemerkungen	Abschlusskriterien/ Bewertung
Vermeiden bzw. Behandlung von • zusätzlicher hämodynamischer Belastung	Lagerungstechniken: Oberkörper- Hochlagerung (30°); Herzbett	Entlastung des Herz-/ Kreislaufsystems! **Beachte:** • kreislaufaktive Medikamente: • ja/ nein? • in welcher Dosierung? • Sedativa • ja/ nein?	• Patient ist hämodynamisch stabil; keine schweren Rhythmusstörung
• pulmonalen Komplikationen (Ventilationsstörungen, Atelektasen, Sekretretention)	passiv/ assistiv: • atemtherapeutische Maßnahmen (siehe 1. Atmung)	**Beachte:** Anpassung der Maßnahmen an maschinelle invasive/ noninvasive Beatmung bzw. an Spontanatmung	Beobachten von Atmung und mucociliärer Clearance/ keine pulmonalen Komplikationen
• muskuloskelettalen Defizite	• Anbahnen physiologischer Bewegungsabläufe • Strukturerhalt bzw. Funktionsunterstützung, Funktionserhalt	**Beachte:** keinen bzw. nur geringen Widerstand setzen; Zusätzliche hämodynamische Belastung vermeiden	Überprüfen der Ausführbarkeit und Auswirkung auf Hämodynamik und Atmung → Pat. ist in der Lage assistiv/ aktiv Anforderungen an ihn zu erfüllen entsprechend seiner kardiopulmonalen Belastbarkeit

Zunehmende Belastbarkeit (aufgelockerte Bettruhe)

Behandlungsziele	Therapeutische Interventionen	Bemerkungen	Abschlusskriterien/ Bewertung
Vermeiden bzw. Behandlung von ▪ pulmonalen Komplikationen (siehe Phase 1) ▪ muskuloskelettalen Defiziten	Lagerungstechniken (s.o.) Lagewechsel: assistiv/ aktiv assistiv/ aktiv: ▪ atemtherapeutische Maßnahmen (siehe 1. Atmung) ▪ Steigerung der physischen Belastung → Bewegungstherapie: ▪ zunehmende Funktionsoptimierung ▪ Steigerung von Tempo/ stärkerer Widerstand möglich ▪ beginnende Vertikalisierung ▪ beginnendes ADL-Training	 Beachten und Überwachen der objektiven Parameter und subjektiven Zeichen → serielle Wiederholungen bzw. Dauer der Belastung danach ausrichten **Beachte:** akuter Myokardinfarkt: auf Sekundenrhythmus achten, keine Tiefatmung	Stabile Hämodynamik Patient ist (motorisch) in der Lage, die seitens des PT an ihn gestellten Anforderungen bezüglich der physischen Belastung, ADLs und Transfers zu erfüllen. Akuter Myokardinfarkt: Gipfel der Myokardmarker ist überschritten; Patient ist ohne Ischämiezeichen; keine Rhythmusstörungen

Stabilisierung (aufgehobene Bettruhe)

Behandlungsziele	Therapeutische Interventionen	Bemerkungen	Abschlusskriterien/ Bewertung
Gesteigerte physische Belastbarkeit inklusive ADLs und Transfers in höhere Ausgangsstellungen	Transfer zum Sitz (Bettkante/ Therapiesessel)/ Stand/ Gang (mit und ohne Hilfsmittel)		Überprüfen der Belastbarkeit und ADLs anhand der erhobenen PT-Befunde unter Monitoring entsprechender Parameter und Angabe serieller Wiederholungen
	Bewegungstherapie im Sinne eines aeroben Trainings in höheren Ausgangsstellungen		Herz-Kreislaufparameter bleiben unter Belastung stabil; gute Toleranz der gesteigerten Belastung seitens des Patienten
	Einsatz von Geräten (Motomed letto; Motomed Viva 2; Galileo...) möglich		
Sicherstellen, dass Patient aufgeklärt ist über Krankheitsgeschehen und eventuelle Konsequenzen, Risikofaktoren, Coping-Strategien			Patient ist entsprechend aufgeklärt und in der Lage, die Informationen zu verarbeiten.

2.3. Physiotherapeutische Interventionen mit Einfluss auf das Herz-/ Kreislaufsystem

- Atemtherapie
- Lagerungstherapie/ Ausgangsstellungen
- Bewegungstherapie
- Entstauungs- und Kompressionstherapie
- Begleitende Maßnahmen

2.4. Tabellarische Übersicht der Interventionen und ihre Wirkungen

Interventionen	Wirkungen
Atemtherapie (Beschreibung der Interventionen siehe Kapitel Atmung)	Siehe Abschnitt Atmung **CAVE!** Pressatmung vermeiden, da: <ul><li>Anstieg des intrathorakalen Druckes um 200-400mmHg</li><li>Abfall des Schlagvolumens durch reduzierten Rückfluss des Blutes zum Herzen</li><li>verminderte Koronardurchblutung</li><li>Anstieg des Blutdruckes</li><li>kurz nach dem Pressen Abfall des Blutdruckes → erhöhter Rückstrom zum Herzen führt zu erneutem Druckanstieg → Vagusstimulation → Rhythmusstörungen möglich</li></ul>
Lagerungstherapie *Ausführung:* Patient in Rückenlage (mittels Verstellen des Bettes und entsprechenden Lagerungskissen) in Oberkörperhochlage und Absenken der Beine (ggf. Unterlagerung der Knie) sowie Unterlagern der Arme unter Abnahme der Schwere. **Transfers:** (Stehbett/ Bettkante/ Stand/ Therapiesessel/ Stehbrett)	→ Beeinflussung der Hämodynamik; Vermeiden orthostatischer Dysregulationen **Herzbettlagerung** (kardioprotektive Lagerung): Senkung der Vorlast (Preload) des Herzens (Verminderung des venösen Rückstromes) → Entlastung des Herzens, Verhindern von Lungenödemen, Anstieg des Herzzeitvolumens. Erhöhen des peripheren Sauerstoffangebotes **Vertikalisierung:** → höhere Ausgangsstellungen bedingen Zunahme der Schwerkraftwirkung auf das Herz-/ Kreislaufsystem

Interventionen	Wirkungen
Training zur Kreislaufstabilisierung (Beschreibung der Interventionen siehe Kapitel Motorik)	▪ Steigerung der Kontraktionskraft und Elastizität der Gefäße → verbesserte Durchblutung mit verbesserter Sauerstoffversorgung des Herzmuskels und des peripheren Gewebes ▪ Ökonomisierung der Herzleistung ▪ Senkung der Schlagfrequenz ▪ Erhöhung des Schlagvolumens ▪ Förderung des venösen und lymphatischen Rückstromes ▪ Verringerung der Thromboseneigung ▪ Steigerung von Ausdauer und Belastbarkeit durch Heraufsetzen der Ermüdungsgrenze ▪ Steigerung des Stoffwechsels ▪ Normalisierung von Stress – Reaktionsmustern **Beachte:** Gabe von Beta-Blockern beeinflusst Herzfrequenz → Aussagekraft damit verändert → Aerobes Ausdauertraining im submaximalen Bereich (40-80% der maximalen Leistungsfähigkeit); Verbleiben im ischämiefreien Bereich → Kraft/ Ausdauertraining → 30-60% der maximalen Kraft ohne Pressatmung →Borg Skalen zur Evaluation einsetzen
Entstauungs- und Kompressionstherapie **Lagerung**: Unterlagern v.a. der Extremitäten des Patienten mit Lagerungskissen in Rücken-/ Seitenlage (möglichst über Herzniveau); Oberkörperhochlagerung mindestens 30° (siehe Lagerungstherapie) **Entstauende Massagen/ Ausstreichungen**: von distal nach proximal **Manuelle Lymphdrainage** als manuelle Massagetechnik mit systematischer Anordnung und rhythmischer Folge von Dreh-, Schöpf- und Pumpgriffen sowie stehenden Kreisen und Spezialgriffen **Kompressionstherapie**: Bandagierungen von distal nach proximal unter Abnahme der Kompression	▪ Anstieg der venösen Fließgeschwindigkeit ▪ Unterbrechen des pathologischen Refluxes in den Venen → Verhinderung von Ödemen ▪ Verringerung des lokalen Blutvolumens → Umverteilung des Blutvolumens in zentrale Körperabschnitte → Anstieg der kardialen Vorlast und des Herzzeitvolumens (nicht immer zielführend!) ▪ (indirekte) Beeinflussung der arteriellen Durchblutung ▪ Einfluss auf die Flüssigkeitsresorption ▪ Aktivierung des Lymphsystems durch Erhöhung der Pumpfrequenz und Erhöhung der Durchflussrate, d.h. Optimierung des Lymphabflusses ▪ Verschieben eiweißreicher Ödemflüssigkeit von gestautem, in freies, gesundes Gewebe ▪ sympathikolytisch (Patienten werden ruhig, entspannen) ▪ schmerzlindernd ▪ tonussenkend (Skelettmuskulatur) **Kontraindikationen beachten!!**

Begleitende Interventionen aus der Physikalischen Therapie	
Hydrotherapie mit und ohne Zusätzen: heiße Rolle, Wickel, Auflagen	▪ detonisierend, beruhigend/ entspannend
Massagetherapie/ Reflexzonentherapie Segment-, Bindegewebs-, Fußreflexzonenmassage	▪ detonisierend, beruhigend/ entspannend; Einflussnahme auf das Organsystem über den cuti-viszeralen Reflexbogen
Osteopathie	▪ Stimulation der Autoregulation
Elektrotherapie	▪ begleitend zur Bewegungstherapie zur Muskelkräftigung ▪ Schmerzlinderung

Literatur

Berliner, M.: Kompendium Physikalische Medizin, Steinkopff-Verlag, Darmstadt 1992

Cordes, Chr., Arnold, W., Zeibig, B.: Physiotherapie – Innere Medizin, Verlag Urban & Fischer, München, Jena 2014

Cotta, H., Heipertz, W., Hüter-Becker, A., Rompe, G. (Hrsg.): Krankengymnastik Bd. 8 Innere Medizin, Thieme Verlag Stuttgart 1990

KNGF Guideline in Cardiac Rehabilitation: Supplement to the Dutch Journal of Physical Therapy, 121(4) 2011

Michels, G., Kochanek, M. (Hrsg.): Repetitorium Internistische Intensivmedizin, Springer-Verlag, Berlin, Heidelberg 2011

Silbernagel, S., Lang, F.: Taschenatlas Pathophysiologie, Thieme-Verlag, Stuttgart 2009

3. Bewegungsapparat

Michaela Braxenthaler, Bernd Ellner und Kathy Gottkowski

Vorbemerkungen

Motorik ist die Fähigkeit sich gezielt, mit angepasster Kraft und Ausdauer zu bewegen.

Bewegung kann willentlich, unwillkürlich oder pathologisch stattfinden.

Willentliche Bewegung startet mit der Motivation zur Bewegung, der Planung der Bewegung, einer „Mustererstellung" und der spinalen Weiterleitung der Information an die ausführende Muskulatur. Gleichzeitig wird die Bewegung kontrolliert und bei Bedarf modifiziert.

Bewegungen, ob willentlich oder pathologisch, erfolgen über das muskuloskelettale System und sind eng an kognitive und psychische Fähigkeiten gekoppelt.

Unwillkürliche Bewegungen finden auf Organ- oder Reflexebene statt.

Die Qualität und Quantität der Bewegung ist wiederum abhängig vom Zustand des muskuloskelettalen Systems in allen seinen Anteilen und den neurologischen Strukturen.

Für komplexe Bewegungen müssen dynamische und isometrische, sowie konzentrische und exzentrische Muskelarbeit in Abstimmung aufeinander ausgeführt werden.

Ziel der physiotherapeutischen Behandlung in Bezug auf den Bewegungsapparat ist es, die willentliche Bewegung anzubahnen, zu fördern, zu erhalten, zu optimieren und zu trainieren, sowie pathologische Bewegungsmuster zu hemmen.

Die Funktion des motorischen Systems kann durch Traumata direkt am muskuloskelettalen System beeinträchtigt sein. Weitere mögliche Ursachen sind neurologische Störungen, Schmerzen, Ödeme, mangelnde Vigilanz und Kooperationsfähigkeit, die Psyche (Angst!) oder auch Medikamente (Sedativa, Analgetika).

Beim Patienten auf der Intensivstation sind in der Regel mehrere Strukturen, oft auch aufgrund der intensivmedizinischen Behandlung betroffen oder in ihrer Funktion beeinträchtigt

Als Vorraussetzung für eine gezielte physiotherapeutische Intervention ist eine differenzierte und umfassende Befunderhebung des Patienten erforderlich.

Physiotherapeutische Interventionen können strukturerhaltend oder funktionsfördernd wirken.

Beim sedierten Patienten kann nur strukturerhaltend gearbeitet werden, während beim wachen Patienten immer die funktionsfördernden Maßnahmen im Vordergrund stehen. Ziel jeder Behandlung ist das Erhalten und Fördern physiologischer und ökonomischer Bewegung mit adäquatem Muskeltonus sowie das Vermeiden von Bewegungseinschränkungen, Ausweichbewegungen und pathologischen Bewegungen.

In Bezug auf das muskuloskelettale System kann die Physiotherapie beim Intensivpatienten auf folgende Strukturen/ Funktionen Einfluss nehmen:

- Muskulatur (Tonus, Dehnfähigkeit, Kraft, Ausdauer, intra- und intermuskuläre Koordination)
- Gewebeelastizität (Gelenkkapsel, Sehnen, Bänder, Faszien, Haut)
- Gelenkspiel/ -beweglichkeit.

3.1. Physiotherapeutische Interventionen auf der Intensivstation

Ziele der Physiotherapie in der Intensivmedizin in Bezug auf den Bewegungsapparat

- Erreichen/Erhalten der größtmöglichen Selbständigkeit und Rehabilitationsfähigkeit
- Erhalten/ Verbessern der Gelenkbeweglichkeit
- Erhalten/ Verbessern der Gewebeelastizität
- Erhalten/ Fördern/Regulieren von Muskeltonus
- Erhalten/ Fördern von Muskelkraft und Ausdauer
- Erhalten/ Fördern der Koordination und Ökonomisierung der Bewegung
- Anbahnen von Bewegungsabläufen und Lagewechseln

Physiotherapeutische Maßnahmen in Bezug auf den Bewegungsapparat werden immer auf die aktuelle kardiopulmonale Belastbarkeit, die Vigilanz, bzw. die Sedierungstiefe des Patienten und auf sämtliche intensivmedizinischen Interventionen abgestimmt.

Bewegung kann passiv, aktiv-assistiv und aktiv stattfinden.

Jede physiotherapeutische Behandlung sollte so aktiv wie möglich, so passiv wie nötig sein und die für den Patienten individuell höchstmögliche Position zum Ziel haben.

Ziele	Mögliche physiotherapeutische Intervention
Erhalten/ Verbessern der Gelenkbeweglichkeit	- Lagerung - Passive, assistive, aktive Bewegungen - CPM-Schiene - Arm- und Beintrainer
Erhalten/ Verbessern der Gewebeelastizität	- Gewebetechniken (z.B. aus der BGM, der klassischen Massage, der Reflektorischen Atemtherapie, der manuellen Therapie) - Narbenbehandlung - Entstauung durch Hochlagerung, Kompression oder Manuelle Lymphdrainage - Faszientechniken - Thermische Reize
Regulieren von Muskeltonus (tonisierende/ detonisierende Maßnahmen)	- Passives und aktives Bewegen - Reflexhemmendes Bewegen - Lagerung - Thermische Reize - Tapping - Tapetechniken - Elektromuskuläre Stimulation (EMS)
Erhalten/ Verbessern der Nervengleitfähigkeit	- Nervenmobilisationstechniken
Reduzieren von Ödemen	- Hochlagerung - Ausstreichungen - Kompression - Passives und aktives Bewegen - Manuelle Lymphdrainage - Komplexe physikalische Entstauungstherapie
Erhalten/ Fördern der Koordination und Ökonomisierung der Bewegung	- Einüben von komplexen Bewegungen - Positions- und Lagewechsel - Apparative Hilfsmittel - ADL-Training - Trainingsgeräte

Ziele	Mögliche physiotherapeutische Intervention
Erhalten/ Aufbau von Muskelkraft	<ul><li>Aktives Bewegen ohne oder mit Widerstand</li><li>Apparative Hilfsmittel</li><li>Trainingsgeräte</li><li>Elektrotherapie</li></ul>
Förderung der Gleichgewichtsreaktionen	<ul><li>Veränderung der Unterstützungsfläche</li><li>Schulen von Gleichgewichtsreaktionen</li></ul>

3.2. Beschreibung einzelner physiotherapeutischer Maßnahmen

Die meisten physiotherapeutischen Interventionen wirken systemisch und beschränken sich nicht auf ein Organsystem. Maßnahmen, die die Motorik beeinflussen, haben nicht nur Auswirkungen auf das muskuloskelettale System, sondern auch auf das Herzkreislaufsystem, die Atmung und die Wahrnehmung.

CAVE: Grundsätzlich ist darauf zu achten, dass die Funktion von Messgeräten und Geräten zur Unterstützung von Organfunktionen durch die Physiotherapie nicht behindert wird. Der Fluss von zuleitenden und ableitenden Systemen darf nicht gestört werden.

Passives Bewegen zur Erhaltung der Gelenkbeweglichkeit

Bei Patienten ohne Möglichkeit zur aktiven Bewegung ist der Erhalt der Gelenkbeweglichkeit nur durch passive Maßnahmen möglich.

Bei fehlendem Muskeltonus muss das Bewegen langsam, mit kleinem Bewegungsausmaß und wenigen Wiederholungen um die Gelenksmittelstellung erfolgen. Durch die reduzierte Bänder- und Kapselspannung ist kein Endgefühl zu spüren und es besteht die Gefahr, Mikrotraumata zu verursachen. Techniken aus der Manuellen Medizin sind in dieser Phase kontraindiziert.

CAVE: Physiologische dreidimensionale Bewegungsmuster benötigen einen guten Gelenkschutz, der durch eine adäquate und gelenksnahe Grifftechnik gewährleistet wird.

Mit zunehmendem Muskeltonus kann das Bewegungsausmaß und auch die Komplexität der Bewegungen gesteigert werden.

Aktiv-assistives Bewegen

Sobald der Patient in der Lage ist eine geringfügige, willentliche Muskelkontraktion auszuführen, erfolgen Bewegungen immer mit der Aufforderung zur Eigenaktivität und mit angepasster Unterstützung.

Bekannte Bewegungsmuster, die Orientierung am eigenen Körper und eine Bewegung mit der Schwerkraft unterstützen die Eigenaktivität des Patienten.

Durchführung: siehe passives Bewegen.

Aktives Bewegen

Aktive Bewegungsübungen können Kraft, Beweglichkeit, Koordination und Ausdauer verbessern und werden abhängig vom Ziel ausgewählt.

In Anlehnung an die Trainingstherapie sind die Variablen auf der Intensivstation Bewegungswiderstand und Wiederholungszahl.

- **Kraft:** Wenige Wiederholungen bei ca. 80% der Maximalkraft
- **Ausdauer:** Häufige Wiederholungen bei ca. 30-50% der Maximalkraft
- **Koordination:** komplexe, mehrgelenkige Bewegungen, Positions- und Lagewechsel, exzentrisches und reaktives Training

CAVE: Bei allen Aktivitäten ist eine Pressatmung zu vermeiden.

Vertikalisierung und Fortbewegung

Ziel jeder Behandlung ist das Erarbeiten der höchstmöglichen Position, auch wenn sie vom Patienten noch nicht selbständig erreicht werden kann.

Vertikalisieren begünstigt den Tonusaufbau in der Haltemuskulatur und fördert die Kopf- und Rumpfkontrolle sowie die Vigilanz durch die Aktivierung der Formatio reticularis.

Das vestibuläre System, die Atmung, die Tätigkeit von Darm und Nieren, die Blasenentleerung, der Kreislauf, der Knochenstoffwechsel und nicht zuletzt die Psyche profitieren durch Vertikalisierung.

Aktive Positions- und Lagewechsel und kurzfristiges freies Sitzen stimulieren stärker als längeres passives Sitzen. Der Einsatz von Hilfsmitteln und Lagerung kann dabei unterstützend wirken. Ermüdungszeichen sind aber unbedingt zu beachten.

Das Gehen mit dem Intensivpatienten ist möglich, aber immer abhängig von den Vitalparametern, der Grunderkrankung und dem Einsatz von Geräten zur Unterstützung von Organfunktionen. Es erfordert in jedem Fall die Zustimmung des behandelnden Arztes, genaue Kontrolle der Vitalparameter und genügend Fachpersonal zur Sicherung des Patienten.

Apparative Hilfsmittel

CPM-Schienen bewegen ein Gelenk im vorgegebenen Bewegungsausmaß mit eingestellter Geschwindigkeit und kommen an großen Gelenken zum Einsatz.

Mit *elektrischen Arm- und Beintrainern* kann der Patient sowohl passiv bewegt werden als auch aktiv trainieren.

Auf Gelenkschutz, gute Lagerung, Stabilität und Ermüdungszeichen beim Patienten achten.

Lifter, Rutschbretter oder Drehscheiben erleichtern den Transfer des Patienten.

Mobilisationsstühle und Stehbrett ermöglichen die Vertikalisierung bei Patienten mit nicht ausreichender Kraft, Vigilanz, Rumpf- oder Kopfkontrolle.

Orthesen, Gehwagen oder Rollator unterstützen die ersten Steh- und Gehversuche nach längerer Liegezeit.

Trainingsgeräte

Limitierender Faktor beim Einsatz von Trainingsgeräten auf der Intensivstation ist die Hygiene. Zum Einsatz kommen nur Geräte, die desinfiziert oder sterilisiert werden können oder bei einem Patienten verbleiben.

Bewährte Trainingsgeräte auf der Intensivstation sind:

- Thera-Bänder, Gewichte, Greifspiele, Luftballons
- Dinge des täglichen Lebens, wie z.B. Waschlappen, Bürste, Zahnbürste, Trinkbecher, Besteck, usw.

zur Schulung von Gebrauchsbewegungen, zur Motivation und zur Verbesserung von Kraft, Koordination und Ausdauer.

- Atemtherapiegeräte (siehe Kapitel: 1 Atmung und Tab. Hilfsmittel)

Literatur

Buck M., Beckers D., Adler S.: PNF in der Praxis, 7. Aufl., Springer, Berlin 2013
Daniels, L., Worthingham, C.: Muskelfunktionsprüfung, 4. Aufl., Fischer Stuttgart 1982
Frisch, H.: Programmierte Untersuchung des Bewegungsapparates, 9. Aufl. Springer, Berlin 2009
Janda, V.: Manuelle Muskelfunktionsdiagnostik, 5. Aufl., Urban & Fischer Stuttgart 2000
Kapandji, I.A.: Funktionelle Anatomie der Gelenke, 5. Auflage Thieme, Stuttgart 2009
Kendall, F.P., Kendall McCreary , E.: Muskeln Funktionen und Tests. 5. Auflage Urban & Fischer, Stuttgart 2008
Kisner, H., Colby, L.A.: Vom Griff zur Behandlung, 2.Aufl. Thieme, Stuttgart 2000
Klein-Vogelbach, S.: Funktionelle Bewegungslehre, 5.Aufl. Springer, Berlin 2000

Artikel

Bailey P, Thomsen GE, Spuhler VJ, Blair R, Jewkes J, Bezdjian L, Veale K, Rodriquez L, Hopkins RO: Early activity is feasible and safe in respiratory failure patients. Crit Care Med. 2007 Jan; 35 (1): 139-45

Chang AT, Boots RJ, Hodges PW, Thomas PJ, Paratz JD (2004): Standing with the assistance of a tilt table improves minute ventilation in chronic critically ill patients, Arch Phys Med Rehabil. 2004 Dec. 85(12):1972-6.

Davis J, Crawford K, Wierman H, Osgood W, Cavanaugh J, Smith KA, Mette S, Orff S: Mobilization of Ventilated Older Adults. J. Geriatr. Phys Ther. 2013 Mar 8.

Denehy L, Skinner EH, Edbrooke L, Haines K, Warrillow S, Hawthorne G, Gough K, Hoorn SV, Morris ME, Berney S: Exercise rehabilitation for patients with critical illness: a randomized controlled trial with 12 months of follow-up. Crit Care. 2013 Jul 24; 17 (4):R156.

Morris PE, Goad A, Thompson C, Taylor K, Harry B, Passmore L, Ross A, Anderson L, Baker S, Sanchez M, Penley L, Howard A, Dixon L, Leach S, Small R, Hite RD, Haponik E.: Early intensive care unit mobility therapy in the treatment of acute respiratory failure. Crit Care Med. 2008 Aug; 36 (8):2238-43.

Morris PE, Griffin L, Berry M, Thompson C, Hite RD, Winkelman C, Hopkins RO, Ross A, Dixon L, Leach S, Haponik E: Receiving early mobility during an intensive care unit admission is a predictor of improved outcomes in acute respiratory failure. Am J Med Sci. 2011 May; 341 (5):373-7.

Nava S, Piaggi G, De Mattia E, Carlucci A: Muscle retraining in the ICU patients, Minerva Anestesiol, 2002; Vol 68: 341-5

Pronovost PJ, Berenholtz SM, Goeschel C, Thom I, Watson SR, Holzmueller CG, Lyon JS, Lubomski LH, Thompson DA, Needham D, Hyzy R, Welsh R, Roth G, Bander J, Morlock L, Sexton JB: Improving patient safety in intensive care units in Michigan. J Crit Care, 2008 Jun; 23 (2):207-21

Schweickert et al.: Early physical and occupational therapy in mechanically ventilated, critically ill patients: a randomized controlled trial, Lancet. 2009 May 30; 373 (9678):1874-82

Stiller K, Phillips AC, Lambert P: The safety of mobilization and its effect on hemodynamic and respiratory status of intensive care patients. Physiotherapy Theory and Practice, 2004 20: 175-185

Zafiropoulos B, Alison JA, McCarren B: Physiological responses to the early mobilization of the intubated, ventilated abdominal surgery patient. Aust J Physiother. 2004; 50 (2):95-100

Reviews

Gosselink R, Clerckx B, Robbeets C, Vanhullebusch T, Vanpee G, Segers J: Physiotherapy in the Intensive Care Unit, Neth J. Crit. Care. 2011 April Vol. 15 No2

Stiller K.: Physiotherapy in intensive care: an updated systematic review. Chest 2013 Sep;144(3):825-47.

Stiller K: Physiotherapy in intensive care: towards an evidence-based practice. Chest 2000 Dec; 118 (6):1801-13.

4. Wahrnehmung

Gisela Pöllmann

Vorbemerkungen

Wahrnehmung ist die Aufnahme einer Summe von Reizen, die über verschiedene Rezeptoren der Sinnesorgane registriert und an das zentrale Nervensystem über afferente Nervenfasern weitergeleitet werden.

Diese sind:

- Das Ohr mit dem Sinn für das Hören, aber auch für das Gleichgewicht, das Spüren von Lageveränderungen und die Orientierung im Raum über den Schall
- Das Sehen
- Das Schmecken
- Das Riechen
- Das Spüren von Reizen unterschiedlicher Qualitäten über:
  die Haut als größtes sensibles Organ mit Oberflächensensibilität oder Berührungsempfinden, sowie Druck-, Vibrations-, Temperatur-, und Schmerzempfinden
- Muskeln, Sehnen und Gelenke mit Tiefensensibilität (Lage-, Bewegungs- und Kraftempfinden) und Vibrationsempfinden

Jedes Sinnesorgan, bzw. sensorische System kann nur seinen spezifischen Reiz an das zentrale Nervensystem übermitteln. Das Erleben der gesamten Reizwirklichkeit der Innen- und Außenwelt erfolgt aber durch das Erfahren einer Vielzahl von Reizen und beeinflusst so die Entwicklung eines Menschen und seine Interaktion mit der Umwelt.

Kommt es aufgrund einer Erkrankung oder anderer Faktoren zu einer Störung der Reizaufnahme, der Reizleitung oder -verarbeitung, kann die Wahrnehmung sowohl des eigenen Körpers, als auch der Umwelt extrem beeinträchtigt sein.

Die Ursache für eine Wahrnehmungsstörung kann im klinischen Alltag aus der Anamnese, den Krankenunterlagen und den Ergebnissen von durchgeführten Untersuchungen ersichtlich sein, auch darüber, ob dieser Zustand bereits vor dem Aufenthalt auf der Intensivstation (ITS) bestanden hat, während des Aufenthalts auf der ITS oder als Folge z.B. einer Operation oder Medikation erworben wurde.

Wahrnehmungsstörungen können auftreten bei:

- Schädelhirntrauma, Sepsis, Enzephalopathie
- neurodegenerativen Erkrankungen
- neurologischen Erkrankungen mit Hemiparese, Neglect, Aphasie, Apraxie
- Fieber
- Delir

Auf einer Intensivstation ist der Patient zusätzlichen, die Wahrnehmung einschränkenden Faktoren ausgesetzt, z.B. durch:

- Beatmung mit NIV-Maske, -Helm, O2-Maske
- Lärmpegel im Zimmer
- Alarme im Patientenumfeld (Monitor, Beatmungsgerät, Perfusoren usw.)
- Pflegebetten mit Wechseldruckmatratzen
- Medikamente
- Sedierung
- kontinuierliche Lichtquellen, die den Tag/Nacht –Rhythmus beeinflussen

Die Beurteilung der Wahrnehmung zur Erstellung eines Befundes und Behandlungsplanes ist auf einer Intensivstation nicht einfach und vor allem von der Bewusstseinslage des Patienten abhängig. Assessments, wie z.B. der Glasgow Coma Scale, sind für die Einschätzung der Wahrnehmung unter dem Gesichtspunkt der PT-Behandlung nur eingeschränkt hilfreich.

Reaktionen, die eher Auskunft über die Wahrnehmung oder Bewusstseinslage eines Patienten auf der Intensivstation geben können, sind:

- Atemfrequenz
- Herzfrequenz
- trophische Reaktionen
- Augenbewegungen
- mimische Reaktionen
- Muskeltonus, sowohl Erhöhung als auch Erniedrigung möglich
- Muskelaktivität
- Abwehrreaktion
- Schmerzreaktion
- Schreckreaktion
- motorische Unruhe
- Aggressivität, z.B. als Zeichen von Überforderung
- Angst
- Verschlossenheit

Reize, die solche Reaktionen auslösen können, sind z.B.:

- Ansprache
- Berührung
- Geräusche, Lärm im Raum
- schneller Impuls, z.B. Stoß am Bett
- Schmerzen, Schmerzreize
- pflegerische Maßnahmen
- physiotherapeutische Interventionen

4.1. Physiotherapeutische Interventionen:

Grundsätzlich ist zur PT-Behandlung anzumerken:

- Äußere Faktoren, wie z.B. Geräuschpegel, werden so gut es geht vermindert und eine ruhige Atmosphäre wird geschaffen.
- Ablenkende Faktoren werden minimiert.
- Die Kontaktaufnahme erfolgt über eine Initialberührung, möglichst immer von der gleichen Seite.
- Der Patient wird mit Namen angesprochen, der Therapeut stellt sich mit Namen vor.
- Der Patient wird über die Behandlung und Behandlungsinhalte informiert.
- Die Behandlung wird klar und strukturiert aufgebaut.
- Die Stimme des Therapeuten sollte abhängig von der Situation des Patienten beruhigend oder aktivierend wirken.

Der erste Schritt eines Therapeuten sollte sein, herauszufinden, auf welchem Weg er Zugang zu dem Patienten bekommt, ob und was der Patient wahrnimmt und wie weit die Wahrnehmung beeinflusst werden kann. Reaktionen nach der ersten Kontaktaufnahme des Therapeuten mit dem Patienten können sofort, aber auch extrem verzögert eintreten. Sie liefern den Hinweis auf einen möglichen Therapieansatz.

Ziel der physiotherapeutischen Interventionen zur Verbesserung der Wahrnehmung ist, über möglichst viele Sinne (multimodal) dem Patienten möglichst viele Informationen über seinen Körper und seine Umwelt zu vermitteln, um einerseits bei immobilen Patienten eine Veränderung ihrer Wahrnehmung mit der Folge von Missempfindungen und Orientierungsstörungen zu verhindern, andererseits bei organischen Störungen ein funktionelles Wiedererlernen zu fördern.

Dabei ist es sinnvoll, bekannte Handlungen aus dem alltäglichen Leben in die Behandlung einfließen zu lassen.

Sehr hilfreich können außerdem Informationen durch ein Gespräch mit den Angehörigen über Vorlieben oder Abneigungen des Patienten sein, z.B. bezüglich bestimmter Gerüche oder Nahrungsmittel.

Die Kompetenz eines Therapeuten auf der Intensivstation sollte darin liegen, Interventionen und Reize eindeutig und klar einzusetzen und so zu dosieren, dass der Patient dabei nicht überfordert wird und sich eventuell der Therapie verschließt (**Cave:** Überstimulierung kann kontraproduktiv sein!).

Mögliche Interventionen bei der Therapie

Taktile Stimulation

Die Oberflächenrezeptoren der Haut werden über Berührung, Druck und Temperatur (Kälte- oder Wärmeanwendungen) entweder manuell oder mit verschiedenen Materialien stimuliert. Abhängig vom Muskeltonus und der allgemeinen Tonuslage des Patienten werden aktivierende oder beruhigende Techniken eingesetzt.

Stimulation des Vibrationsempfindens

Einsatz verschiedener Vibrationsgeräte (z.B. Vibrax®, elektrische Zahnbürste, Stimmgabel, sonstige Vibrationsgeräte) oder manuelle Techniken, wie z.B. bei der Atemtherapie (siehe Kapitel Atmung), mit dem Ziel physiologische Vibrationen, wie sie z.B. beim Gehen oder Sprechen entstehen, zumindest teilweise zu vermitteln.

Vibrationsgeräte werden auch bei der Behandlung des Neglect eingesetzt, um die Wahrnehmung auf die nicht beachtete Seite zu lenken. Für Behandlungen im orofazialen Bereich bietet sich die elektrische Zahnbürste an.

Wahrnehmungsorientierte, geführte Bewegungen

geben dem Patienten beim Berühren seines Körpers oder der körpernahen Umgebung Informationen über sich und seine Umwelt. Der Therapeut umgreift dabei mit seinen Händen die Dorsalseite der Patientenhände und führt die Bewegung. Der Patient kann dadurch auch bei Alltagsaktivitäten, wie z.B. Waschen, Eincremen, Kämmen und beim Anziehen miteinbezogen werden.

Das Bewegen und die damit verbundene Veränderung von Muskellänge und Gelenkstellung stimuliert die **Propriozeptoren** in Muskeln, Sehnen und Gelenken.

Umlagerung und Lagerung

Mit der Bewegung des Kopfes vor der Umlagerung im Bett auf eine Seite beginnt die **vestibuläre Stimulation.** Der Patient soll spüren, wohin die Lageveränderung geht und kann gegebenenfalls aktiv mitarbeiten. Die Umlagerung darf deshalb nicht zu schnell erfolgen.

Durch den Auflagedruck wird die Wahrnehmung der jeweils unten liegende Seite gefördert.

Um dem Patienten ausreichend Sicherheit und Begrenzung zu bieten, sind bevorzugt feste Polster als Lagerungsmaterial zu verwenden.

Bei luftgefüllten Dekubitus Matratzen (die so früh wie möglich wieder gegen feste auszutauschen sind) ist zur Therapie der maximale Auflagedruck einzustellen.

Vertikalisierung

Jede Methode, den Patienten in eine aufrechte Position zu bringen, führt zur Stimulation des **vestibulären und propriozeptiven** Systems. Dadurch verbessern sich der Wachheitszustand und die Orientierung im Raum.

Die Vertikalisierung muss so früh wie möglich erfolgen, um einem Delir vorzubeugen und einen Verlust des Rehabilitationspotentials zu vermeiden, auch wenn der Patient noch beatmet ist oder kaum Aktivität zeigt.

Physiologisch erfolgt die Vertikalisierung aus der Rückenlage über die Seitenlage, dann zum Sitz an die Bettkante und zum Stand, bzw. Transfer zu einer anderen Sitzgelegenheit. Auch Stehbrett oder Lifter können zur Förderung der Wahrnehmung eingesetzt werden.

Vor dem ersten Transfer eines Patienten in eine senkrechte Position ist die Rücksprache mit dem Stationsarzt erforderlich, um eventuelle Kontraindikationen abzuklären.

Orofaziale Stimulation

Vorausgehend sollte eine taktile Stimulation des Kopf- und Gesichtsbereichs zur Vorbereitung und Gewöhnung erfolgen, anschließend wird auch der Mundinnenraum und die Zunge mit den Fingern oder Hilfsmitteln stimuliert.

Eis in Form eines gefrorenen Watteträgers oder als Lutscher kann dabei zum Einsatz kommen.

Ziel dabei ist es, pathologische Mechanismen, wie z.B. den Beißreflex, zu hemmen und das Schlucken und Sprechen anzubahnen.

Zusätzliche Stimulationen

Reize, die einen hohen Wiedererkennungswert für den Patienten besitzen und oft mit Erinnerungen und persönlichen Erlebnissen verbunden sind:

- **akustische Reize:** Ansprechen, Vorlesen durch Angehörige, Musik, Gesang
- **visuelle Reize:** Fotos von Angehörigen, Anbieten von Bildern, Postkarten usw., passives Öffnen der geschlossenen Augenlider im Zusammenhang mit geführten Bewegungen
- **olfaktorische Reize:** Ätherische Öle, Rasierwasser, Kosmetikartikel, Nahrungsmittel, wie z.B. Kaffee
- **gustatorische Reize:** Honig, Zitronenstäbchen, in Gaze eingepacktes Schinken- oder Apfelstück usw. mit dem Ziel Mund- und Kaubewegungen auszulösen und den Speichelfluss anzuregen.

Zu bedenken ist, dass Geschmacks- und Geruchsreize beim intensivpflichtigen Patienten mit belegter oder ausgetrockneter Zunge, geschädigten Schleimhäuten oder mechanischer Irritation durch Beatmung oder Magensonde nur eingeschränkt oder gar nicht wahrgenommen werden können.

Die Studienlage zur Wahrnehmungsstörung und ihrer physiotherapeutischen Behandlung ist sehr dürftig. Der größte Teil der vorliegenden Literatur ist über 20 Jahre alt, nicht evidenzbasiert und besteht vorwiegend aus Erfahrungsberichten.

Vermutlich ist die Durchführung von Studien aufgrund der schwierigen Messbarkeit bei Interventionen in Bezug auf die Wahrnehmung nicht einfach, aufwändig oder zu teuer.

Literatur

Affolter, F.: Wahrnehmung, Wirklichkeit und Sprache. Neckar Verlag 2007
Affolter, F.: Bischofberger, W.: Wenn die Organisation des zentralen Nervensystems zerfällt und es an gespürter Information mangelt. Neckar Verlag 1993
Davies, P.: Wieder Aufstehen, Frühbehandlung und Rehabilitation für Patienten mit schweren Hirnschädigungen. Springer Verlag 1995
Lippert-Grüner, M.: Frühstimulation, Ein multimodaler Therapieansatz in der Behandlung von Komapatienten. Pflaum Verlag 2002
Prosiegel, M.: Neuropsychologische Störungen und ihre Rehabilitation. Pflaum Verlag 2002
Rohen, J.: Funktionelle Anatomie des Nervensystems. Schattauer Verlag 2001

Abkürzungsverzeichnis

A

A.	Arteria, Arterie
ACE	Angiotensin converting enzyme
AF	Atemfrequez
AP	Anus praeter
aPTT	Aktivierte partielle Thromboplastinzeit
ARDS	Adult respiratory distress syndrome
ASB	Adaptive support ventilation
ASTE/ASTEN	Ausgangsstellung/-en
ASV	Assisted spontaneous breathing
ATS	Antithrombosestrümpfe
AT	Atemtherapie
AZ	Allgemeinzustand
AZV	Atemzugvolumen

B

BiPAP	Biphasic positive airway pressure
BL	Bauchlage
Bpm	Beats per minute

C

CK	Creatinkinase
CK MB	Unterart der Creatinkinase
CMV	Controlled mechanical ventilation
	Continuous mandatory ventilation
CO	Kohlenmonoxid
CO_2	Kohlendioxid
COPD	Chronic obstructive pulmonary disease
CPAP	Continuous positive airway pressure

CPM Continuous passive motion

CPM	Continuous passive motion
CPP	Cerebral perfusion pressure
CRP	C-reaktives Protein
CT	Computertomographie
CVVHD	Kontinuierliche veno-venöse Hämodialyse

D

DIC	Disseminierte intravasale Koagulation
DuoPAP	Dual positive airway pressure
ΔCO_2	Differenz von pCO_2 – $etCO_2$
ΔP	Beatmungsdruck

E

E	Exspiration
ECLA	Extracorporal lung assist
ECLS	Extracorporal life support
ECMO	Extracorporal membrane oxygenation
EKG	Elektrokardiogramm
EMG	Elektromyogramm
EPAP	Exspiratory positive airway pressure
$etCO_2$	*End tidal CO_2 concentration*, endexspiratorische CO_2-Konzentration
EVD	externe Ventrikeldrainage
EzPAP	Easy positive airway pressure

F

Fi_2O_2	*Fraction of inspired oxygen*, Fraktion des Sauerstoffs im Atemgas

H

Hb	Hämoglobin
HCO_3.	Hydrogencarbonat (Bicarbonat)
HF	Herzfrequenz
HIT	Heparininduzierte Thrombopenie
HWS	Halswirbelsäule
HZV	Herzzeitvolumen

I

I	Inspiration
IABP	Intraaortale Ballonpumpe
ICP	*Intracranial pressure*, Intracranieller Druck
iLA	interventional lung assist
IL6	Interleukin 6
INR	International normalized ratio
IPAP	Inspiratory positive airway pressure
IPPB	Intermittend positive pressure breathing
IPUP	Intrapulmonale Perkussion
I:E	Verhältnis der Dauer der Einatmung zur Ausatmung

K

| KL | Kreislauf |
| KMT | Knochenmarktransplantation |

L

LAP	Left atrial pressure
LVAD	Left ventricle assist device
LTX	Lebertransplantation oder Lungentransplantation

M

MAP	*mean arterial pressure*, mittlerer arterieller Blutdruck
MBP	mean blood pressure
MRT	Magnetresonanztomographie

N

NBP	*non-invasive blood pressure*, nicht-invasiver Blutdruck
NIV	*non-invasive ventilation*, nicht-invasive Beatmung
NO	Stickoxid
NSAID	Non steroidal anti inflammatory drugs
NSAR	Nichtsteroidale Antirheumatika
NW	Nebenwirkung

O

O_2	Sauerstoff
OK	Oberkörper
OS	Oberschenkel

P

$p\,CO_2$	Kohlendioxidpartialdruck
$p\,a\,CO_2$	Arterieller Kohlendioxidpartialdruck
$p\,a\,O_2$	Arterieller Sauerstoffpartialdruck
$p\,cv\,CO_2$	Zentralvenöser Kohlendioxidpartialdruck
$p\,cv\,O_2$	Zentralvenöser Sauerstoffpartialdruck
p_{max}	Beatmungsdruck
$p\,O_2$	Sauerstoffpartialdruck
$p\,v\,CO_2$	Gemischt-venöser Kohlendioxidpartialdruck
$p\,v\,O_2$	Gemischt-venöser Sauerstoffpartialdruck
PAP	Pulmonalarterieller Druck
PCA	Patient-controlled analgesia, Schmerzpumpe
PCMV	Pressure controlled mandatory ventilation
PCT	Procalcitonin

PCWP	Pulmonary capillary wedge pressure
pECLA	Pumpless extracorporal lung assist
PEEP	Positive endexspiratory pressure
PEG	Perkutane endoskopische Gastrostomie
PEJ	Perkutane endoskopische Jejunostomie
PEP	Positive exspiratory pressure
PiCCO	*Pulse contour cardiac output*, Pulskontur-Herzzeitvolumen
ppm	Parts per million
pVAD	paracorporal Ventricular assist device
PVK	peripherer Venenkatheter
PT	Physiotherapie

R

RL	Rückenlage
ROM	Range of motion
RR	Blutdruck nach Riva-Rocci

S

| Sa O$_2$ | Periphere Sauerstoffsättigung |
| Szv O$_2$ | Zentralvenöse Sauerstoffsättigung |

Sup.	Superior
Sv O$_2$	Gemischt-venöse Sauerstoffsättigung
SHT	Schädelhirntrauma
SIMV	Synchronized intermittend mandatory ventilation
SL	Seitenlage
SMI	Sustained maximal inspiration

T

| T | Temperatur |

V

V.	Vena, Vene
V$_T$	*Tidal volume*, Atemzug-, bzw. Atemhubvolumen
VAD	Ventricular assist device
VCMV	Volume controlled mandatory ventilation

Z

| ZVD | Zentraler Venendruck |
| ZVK | Zentraler Venenkatheter |